Peter Selg

Die «Wärme-Meditation»

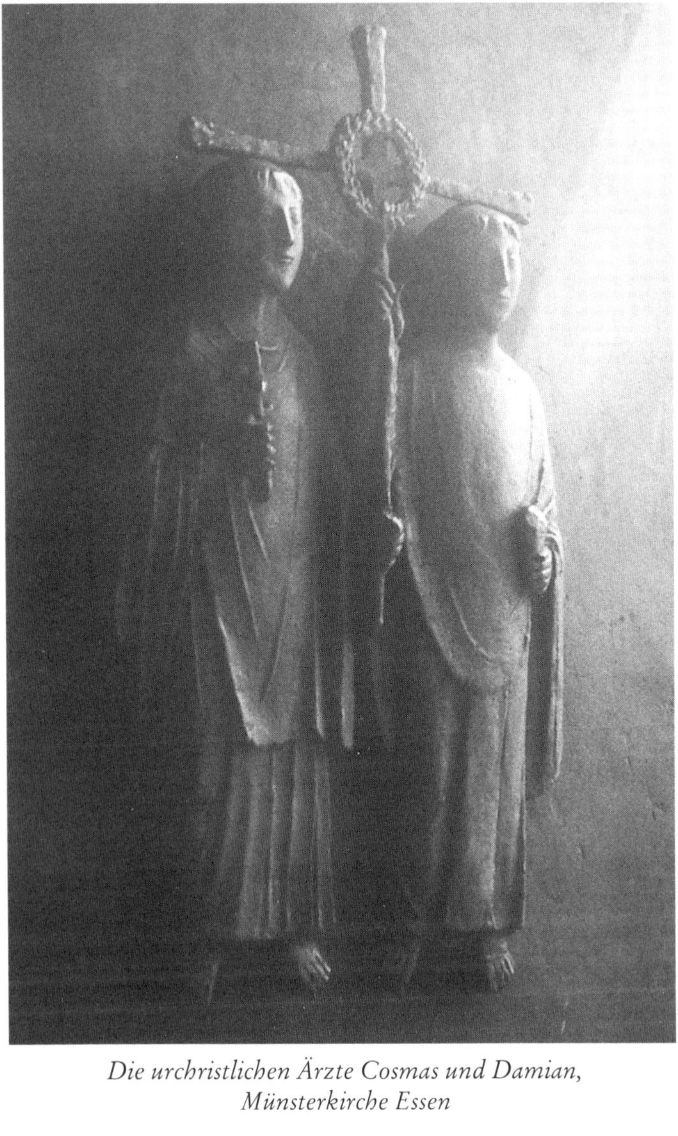

Die urchristlichen Ärzte Cosmas und Damian,
Münsterkirche Essen

Peter Selg

Die «Wärme-Meditation»

Geschichtlicher Hintergrund und ideelle Beziehungen

Verlag am Goetheanum

www.vamg.ch

Umschlaggestaltung von Wolfram Schildt, Berlin, unter Verwendung einer Tafelzeichnung vom 31. März 1923 von Rudolf Steiner mit freundlicher Genehmigung der Rudolf Steiner Nachlassverwaltung, Dornach / Schweiz

Abbildung Frontispiz: © Foto Sophia van Dijk

4., korrigierte Auflage 2018

Satz: Höpcke, Hamburg
Druck und Bindung: Druckhaus Nomos, Sinzheim

ISBN 978-3-7235-1441-2

Ita Wegman
gewidmet

Inhalt

Geleit
zur zweiten Auflage

Peter Selg bemerkt in seinem Vorwort dieser Schrift, dass es wesentlich sein wird, die außergewöhnlich ernste Signatur jener geschichtlichen und ideellen Umstände, denen die *Wärme-Meditation* entstammt, «auch künftig noch» oder vielmehr wieder verstärkt im Bewusstsein halten zu können. Wie könnte das bewerkstelligt werden? Seit der ersten Drucklegung der Meditation im Jahr 1999 sind nun schon mehrere Jahre vergangen.

Rudolf Steiner hat die *Wärme-Meditation* im Jahre 1924 an Helene von Grunelius gegeben, damit diese sie in einem Kreis junger Ärzte und Medizinstudenten zur Vorbereitung einer gemeinsamen Kursarbeit mit Rudolf Steiner kommuniziert. Damit begann der Prozess, die Meditation persönlich an Ärzte und Medizinstudenten weiterzugeben, denen die Weiterbildung in anthroposophischer Medizin ein Herzensanliegen ist. Bis zum Jahr 1999 ging das so. Die Meditation wurde von Arzt zu Arzt, von Kollege zu Kollege stets persönlich weitergegeben und hat nie den Kreis der aktiv damit Arbeitenden verlassen. Mir selbst ging es zum Ende meines Medizinstudiums nicht anders. Im Gespräch mit einer erfahrenen Ärztin ergab es sich, dass sie mir die Wärme-Meditation für die innere ärztliche Arbeit übergab und sich sehr schöne Gespräche über den christlichen Ansatz der anthroposophischen Medizin, die Merkur-Geheimnisse und das Raphael-Mysterium daran anschlossen. Nie ist mir der Umgang mit der Wärme-Meditation anders begegnet als in einer Atmosphäre von brüderlicher Freundschaft und helfender Liebe. Auch wenn – wie Peter Selg in dieser Schrift ausführt – viel Ernstes im Kontext der Übergabe dieser Meditation unter den damals mit Rudolf Steiner verbundenen sogenannten Jungmedizinern waltete, so ist doch die Substanz dieser Meditation ganz und gar in jener Sphäre beheimatet, die Heilung bringen kann für kranke individuelle und soziale Lebensumstände. Sie hilft dem Arzt, an zusätzliche Quellen heilender ätherischer Kräfte heranzukommen.

Wenn eine Meditation wie diese jetzt breit publiziert wird und damit den Kreis derjenigen verlässt, für die sie bestimmt war, so wirft dies nicht nur die Frage nach der Legitimation dieses Vorgehens auf. Vielmehr ist damit auch die Frage gestellt nach einer adäquaten Wegleitung zur Arbeit damit unter den neu gegebenen Umständen. Zur Legitimierung hat sich Peter Selg selbst geäußert. Ich möchte dem gerne hinzufügen, dass es auch mir selbstverständlich erscheint, dass nach einer gewissen Zeit der Pflege im Verborgenen eine so hilfreiche Meditation für Ärzte und Therapeuten auch über das gedruckte Wort ihren Weg zu denen nehmen kann, die auf sie warten und sie brauchen.

Pflege und Weitergabe der Wärme-Meditation leben derzeit im Kreis der anthroposophisch-medizinischen Bewegung so: Wir gehen nach wie vor davon aus, dass diese

Meditation den Ärzten für die innere Arbeit und die Unterstützung ihrer therapeutischen Fähigkeiten gegeben ist. Dennoch hat diese zentrale Übung auch für andere therapeutisch tätige Berufsgruppen eine hilfreiche Bedeutung. Gibt es eine Möglichkeit, beidem gerecht zu werden? Ein schönes Beispiel dafür hat der Begründer der Camphill-Bewegung, Dr. Karl König, gegeben. Er gab die Meditation auch seinen nichtärztlichen Mitarbeitern, den Therapeuten und Heilpädagogen, weiter, was die Zusammenarbeit im Dienste der Hilfsbedürftigen auf spirituelle Art förderte. Auch fand er Formen, die Übergabe der Meditation aus dem Alltag herauszuheben, sodass dieser Vorgang einen etwas festlichen, besonderen Charakter bekam. Dementsprechend wird es nun heute ganz generell gehandhabt. Es gilt die Empfehlung, dass wenn Angehörige nichtärztlicher Therapieberufe mit dieser Meditation arbeiten wollen, sie sich darüber zunächst einmal mit einem anthroposophischen Arzt unterhalten, sodass eine Art bewusster Übergabe und Erläuterungen zur Handhabe dieser Übung aus der Ärzteschaft heraus erfolgen kann. Im übrigen gibt wie bisher ein Arzt sie dem Kollegen bei Bedarf weiter und weist auch auf Peter Selgs Publikation dazu hin.

Wie aber steht es um Angehörige nicht therapeutisch-ärztlicher Berufsgruppen? Hier ist es eine Frage des spirituellen Taktes, ob sie sich diese Arbeitsintention selber zueignen wollen oder ob ihnen – durch Lektüre dieser Schrift – das Wissen um eine solche Arbeitsaufgabe genügt. Gerade in einer Zeit wie unserer, wo alles öffentlich gemacht wird, muss jeder lernen, für sich zu entscheiden, was für ihn stimmig und sachlich gerechtfertigt ist. Dann können auch – wie in unserem Fall hier – im Mitvollzug des von Peter Selg Dargestellten Fragen und Anregungen auftreten, die zu neuen Gesichtspunkten für die esoterische Begründung des eigenen Berufslebens führen. Rudolf Steiner bemerkt zur *Wärme-Meditation*, dass sie dem Arzt den Zugang eröffnen kann zum Wirken des ätherischen Christus. Die Frage nach einem solchen Zugang ist jedoch für jeden Menschen *die* Frage, der sein Leben gottesdienstlich begreifen möchte. Und da gibt es viele mögliche Wege, leitende Worte und Gedanken.

Es sei diesem Buch der herzliche Wunsch mitgegeben, dass der unbesiegliche Wille zum Guten, der aus der hier wiedergegebenen und beschriebenen *Wärme-Meditation* spricht, weckend wirken möge – bei jedem, der dieses Büchlein zur Hand nimmt.

Oktober 2005 *Michaela Glöckler*

Medizinische Sektion
am Goetheanum

Vorwort
zur zweiten Auflage

Auf Bitte Michaela Glöcklers hielt ich innerhalb der Jahreskonferenz der Medizinischen Sektion am Goetheanum am 20. September 2004 – dem Tag der Grundsteinlegung des ersten Goetheanum – einen Abendvortrag über die geschichtlichen Umstände und den ideellen Umraum jener zentralen medizinischen Meditation, die Helene von Grunelius 1923 von Rudolf Steiner erhalten hatte und die in den letzten acht Jahrzehnten von zahlreichen Menschen bedacht und geübt wurde, ja für viele Menschen zum existentiellen Kern ihrer therapeutischen Berufsausübung und -auffassung wurde. Das überarbeitete Manuskript meiner Ausführungen lege ich hiermit zum Druck vor.

Beschäftigt man sich mit den folgenden Seiten, so sollte dabei mancherlei berücksichtigt werden, darunter vornehmlich die *Situation* und *Intention* der hier in Schriftform wiedergegebenen Darstellung. Die im Dornacher Goetheanum Mitte September alljährlich zusammenkommenden Menschen stehen in vielen Ländern der Erde in therapeutischen Berufen und Aufgaben, oft genug inmitten schwieriger Verhältnisse. Sie nehmen weite Wege für die Jahreskonferenz der Medizinischen Sektion in Kauf – und dies, um sich am geschichtlichen Wirkensort Rudolf

Steiners über die gesammelten Erfahrungen im Umgang mit der Anthroposophischen Medizin in sozialer Orientierung auszutauschen und die individuell geleistete Arbeit mit dem zentralen Strom der anthroposophischen Geisteswissenschaft – wenn nicht mit dem Wesen «Anthroposophia» – in Verbindung zu halten. Ein jeder Beitrag innerhalb dieser Zusammenkunft hat den damit angedeuteten Gegebenheiten Rechnung zu tragen – er kann dabei nicht nur auf den Ernst des therapeutisch verantwortlichen Bewusstseins zählen, sondern auch auf den Willensuntergrund derjenigen Menschen, die sich im 20. und 21. Jahrhundert mit ihrem ganzen Lebensschicksal der Anthroposophie und der durch sie ermöglichten Heilkunst verbunden haben. Wird vor diesem Zusammenhang die Aufgabe formuliert, die geschichtlichen und ideellen Umstände der sogenannten «Wärme-Meditation» näher aufzuhellen und in den Raum des gemeinsamen Bewusstseins zu stellen, so sind die zuhörenden Menschen an den zur Darstellung kommenden Vorgängen nicht nur in allgemeiner Orientierung «interessiert», sondern in ihrem innersten Anliegen und in ihrer täglichen Arbeit betroffen und berührt. Vieles schwingt in den zitierten Worten, aber auch in den Biographien der an den Geschehnissen der Jahre 1923/24 beteiligten Ärzte um Rudolf Steiner mit, das in den Herzen der Anwesenden lebendig ist, auch in dem je individuell gepflegten Umgang mit den Verstorbenen, den Vorgängern, Freunden und Förderern. Die dadurch geschaffene Aufmerksamkeit ermöglicht eine Intensität des gesprochenen und hörend erfahrenen Wortes, die in der gedruckten und insofern abstrakten, dem Lebensprozess entfallenen Niederschrift nicht mehr vorfindbar ist, mit der unverwechselbaren geistigen Gestalt des Goetheanums in Verbindung steht und eine spezifische Schicksalsdimension vorweist.

Zugleich aber spielten sich die solchermaßen vorhandenen Umstände der Vortragsdarstellung und -rezeption vom 20. September 2004 in einer allgemeingeschichtlichen Situation ab, die eine Akzentuierung, ja Verschärfung des vordergründig nur fachspezifisch-medizinischen Anliegens mit sich brachte beziehungsweise diesem Anliegen eine (freilich von seinem geistigen Ursprung her gegebene) Ausweitung in die gesamtzivilisatorische Wirklichkeit verlieh. Spricht man drei Jahre nach dem 11. September 2001 im Dornacher Goetheanum über eine therapeutische Meditation, die bereits in ihrem ersten, vorbereitenden Teil mit der Frage *«Wie finde ich das Gute?»* einsetzt, so sind nicht zuletzt zahlreiche Erfahrungen dieser jüngsten Vergangenheit (wenn auch nicht expressis verbis) mitthematisiert – globale, weltgeschichtliche Erfahrungen, die im Zeichen fundamentalistischer Opfer-Irrwege des vermeintlich «Guten» sowie jener in sich selbst zerstörenden Antwort standen, die zwischen «Gut» und «Böse» zu richten und die Welt neu zu ordnen sich unterstand, mit bis heute unabsehbaren Folgen für das zukünftige Schicksal der Erdenzivilisation. Weniger politisch sichtbar, aber in ihrer innersten Substanz und auch in ihren heilkundlichen Auswirkungen mitthematisiert ist damit die alte europäische Frage nach dem Wesen und Werden des Guten, dem Motiv und Inhalt der zentralen esoterischen Vorträge

Platons im inneren Kreis seiner Akademie (*Peri Agathon*, «Über das Gute»[1]), sind sodann die nachfolgenden Ereignisse der Zeitenwende, bis hin zur wegweisenden Christus-Formulierung im Zeugnis des Lukas-Evangeliums: *«Was heißest Du mich gut? Niemand ist gut. Das Gute ist allein bei Gott.»* (Lk 18,19)[2] In dieser christologischen und der geschichtlichen Werdensgestalt der Anthroposophie zuinnerst angehörenden Ausrichtung beschreiben bereits die vorbereitenden Aspekte des im Dornacher Goetheanum angesprochenen Mantrams die Wege zum Auffinden des *Guten* als Voraussetzung aller heilenden Bemühungen um den Menschen in seiner Welt; die Wege zum Auffinden des – göttlich seienden – Guten, dessen ontologisches Sein entgegen allen aktuell-politischen Tendenzen keinesfalls als Wesensattribut des Einzelnen (in wertend-moralischer Klassifikation) verstanden werden kann, sondern dem intentionalen Willensfundament seines dienenden Wirkens angehört (*«Ich kann das Gute physisch verwirklichen»*); einem dienenden, therapeutischen Wirken, in dessen Verfolg sich die eigene Wesensverwandlung und der eigene Arbeits- und Lebensauftrag in ständiger Zukunftsorientierung vollziehen können: *«Dass gut werde, / Was wir / Aus Herzen gründen, / Was wir / Aus Häuptern führen / Wollen.»*[3]

*

Die sogenannte «Wärme-Meditation» gehört zum spirituellen Zentrum der Anthroposophischen Medizin, in gewisser und spezifischer Hinsicht auch zum Weihnachtstagungsgeschehen der Jahreswende 1923/24, dem geistigen *«Welten-Zeitenwende-Anfang»*. Der besonderen und so außergewöhnlich ernsten Signatur jener geschichtlichen und ideellen Umstände näher nachzugehen, unter denen sie einst von Rudolf Steiner für Helene von Grunelius formuliert worden war, bildete das engere Motiv der genannten Vortragsdarstellung. Es wird wesentlich sein, dass diese Signatur (unabhängig von den meditativen Erfahrungen und Ergebnissen des jeweiligen Arztes oder Therapeuten) auch künftig noch oder vielmehr wieder verstärkt im Bewusstsein gehalten werden kann – in den Zeiten der (seit 1999 erfolgten) Drucklegung und inzwischen weltweiten Verbreitung eines Mantrams, das in den ersten Jahren und Jahrzehnten seiner Verwendung nur im Vertrauensraum enger Menschenkreise lebte, dort sorgsam, mit verehrender Andacht und mit ausgebildetem geschichtlichen Bewusstsein behütet und bewahrt wurde. Wie nie zuvor, aber in durchaus innerer Folgerichtigkeit sind auch diese Prozesse nunmehr in die verfügbare Freiheit des Einzelnen gestellt, eröffnen individuelle Möglichkeiten, aber auch Abwege und gravierende Verunsicherungen. Meditative Übungen und mantrische Formeln sind – trotz ihrer oft so offenkundigen und ergreifenden Schönheit – keine Gedichte; sie können in nachhaltig fördernder Weise in das Leben des sie innerlich bewegenden Menschen eingreifen, vermögen jedoch auch, bei fehlerhafter Anwendung, Kräfte in die falsche Richtung zu lenken und sind überdies einer durch Unkenntnis und Leichtfertigkeit verursachten *«Entweihung»* zugänglich, worauf Rudolf Steiner mit Nachdruck aufmerksam machte. – Im

Hinblick auf die «Wärme-Meditation» ist damit eine exemplarische Situation entstanden, in der die alten Traditionen, die konkreten Sinnbezüge und sehr bewusst gehandhabten Rücksichten der Meditations-Weitergabe weitgehend außer Kraft gesetzt wurden – eine in sich unumkehrbare Situation und Konstellation größerer sozialer Offenheit und Weite, die aber auch die Gefahr spiritueller Nivellierung und esoterischer Wirkensverminderung mit sich brachte. Angesichts ihrer nun in positiv-therapeutischer Wendung zu versuchen, die spirituelle Physiognomie des Mantrams anhand der gesammelten Zeugnisse des Ita Wegman Archivs und aufgrund weiterer Studien zumindest in ihren Umrissen zu erarbeiten und öffentlich zur Verfügung zu stellen, kann möglicherweise eine prospektiv hilfreiche, wenn nicht methodisch wegweisende Bedeutung haben – im Sinne einer spirituellen Schicksalsverinnerlichung der Ereignisse und Wirkensumstände zu Rudolf Steiners Lebzeiten als Erkenntnisvoraussetzung gegenwärtiger und zukünftiger Übungen und Aufgaben. Von diesen Zusammenhängen handeln die folgenden, Ita Wegman in Dankbarkeit gewidmeten Seiten.

Ita Wegman Institut, Arlesheim *Peter Selg*
Oktober 2004

Vorbereitung: Wie finde ich das Gute?

1. Kann ich das Gute denken?

Ich kann das Gute nicht denken.
Denken versorgt mein Aetherleib
Mein Aetherleib wirkt in der Flüssigkeit meines Leibes
Also in der Flüssigkeit des Leibes finde ich das Gute nicht.

2. Kann ich das Gute fühlen?

Ich kann das Gute zwar fühlen; aber es ist durch mich nicht da, wenn ich es nur fühle.
Fühlen versorgt mein astralischer Leib
Mein astralischer Leib wirkt in dem Luftförmigen meines Leibes
Also in dem Luftförmigen des Leibes finde ich das durch mich existierende Gute nicht.

3. Kann ich das Gute wollen?

Ich kann das Gute wollen
Wollen versorgt mein Ich
Mein Ich wirkt in dem Wärmeaether meines Leibes

Also in der Wärme kann ich das Gute physisch verwirklichen.

Ich fühle meine Menschheit in meiner Wärme

1. Ich fühle Licht in meiner Wärme

[acht geben, dass diese Lichtempfindung auftritt in der Gegend, wo das physische Herz ist]

2. Ich fühle tönend die Weltsubstanz in meiner Wärme

[acht geben, dass die eigentümliche Ton-Empfindung vom
Unterleib nach dem Kopfe, aber mit Ausbreitung im ganzen Körper geht]

3. Ich fühle in meinem Kopfe sich regend das Weltenleben in meiner Wärme

[acht geben, dass die eigentümliche Lebensempfindung vom Kopfe nach dem ganzen Körper sich verbreitet][4]

I. Geschichtliche Umstände

Da gab er ihr die Wärme-Meditation und
sagte, dass sie diese weitergeben dürfe an
alle zukünftigen Teilnehmer.
Er selbst wolle sie an Dr. Wegman geben.
Es sei eine Ketten-Meditation, nicht
eine Kreis-Meditation. Dann bezeichnete
er sie als den Weg des Mediziners zum
Schauen des ätherischen Christus.

Madeleine van Deventer[5]

Den Wortlaut der «Wärme-Meditation» schrieb Rudolf Steiner auf zwei Din-A4-Blättern nieder, in säuberlicher Reinschrift und ohne Korrekturen, ergänzt um zwei kleine, skizzenhafte Zeichnungen.[6]

Wann diese Niederschrift genau erfolgte und in welchem Kontext sie stand, ist nicht im Einzelnen bekannt. Alles bis heute darüber noch zu Wissende aber geht auf die Erinnerungen der Ärztin Madeleine van Deventer (1899–1983) zurück, der Mitarbeiterin Ita Wegmans und langjährigen Leiterin der Arlesheimer Klinik[7], die ganz am Ende ihres Lebens die geschichtliche Entwicklung der anthroposophisch-medizinischen Bewegung in einer ersten Sichtung zu beschreiben versuchte (*«Die anthroposophisch-medizinische Bewegung in den verschiedenen Etappen ihrer Entwicklung»*[8]). Van Deventer war nicht nur seit dem Dezember 1925 – der Zeit ihres Eintritts in das Arlesheimer Klinisch-Therapeutische Institut – in alle wesentlichen Schritte um Ita Wegman einbezogen gewesen, sondern hatte bereits seit dem März 1920 an sämtlichen Dornacher Ärztevorträgen Rudolf Steiners teilgenommen, namentlich aber gemeinsam mit ihrer Freundin Helene von Grunelius (1897–1936) die innere und äußere Organisation jener beiden Kurse für Medizinstudenten und junge

Ärzte verantwortlich durchgeführt, die Rudolf Steiner schließlich im Januar und April 1924 halten konnte.[9] Im zweiten Kapitel ihrer 1982 in erster Auflage erschienenen Erinnerungsschrift – dem Herzstück ihrer Darstellung – ging van Deventer auf die mit den letztgenannten Kursen in Zusammenhang stehenden Entwicklungen ein, beschrieb die Suche und Unzufriedenheit der jungen, Anthroposophie-orientierten Studenten, ihr Unbehagen an der universitären Ausbildungssituation, aber auch ihren Wunsch nach weiteren Darstellungen Rudolf Steiners, die über seine bisherigen medizinischen Ausführungen hinausgehen und den moralischen Weg des künftigen Arztes beschreiben sollten. Madeleine van Deventer stellte die verschiedenen Umstände dar, unter denen sich die studentische Initiative um Helene von Grunelius schrittweise entfalten konnte, darunter zahlreiche Einzelgespräche und Begegnungen der jungen, früh verstorbenen Ärztin mit Rudolf Steiner – wie beispielsweise im Spätherbst 1923, wenige Monate vor dem letztendlichen Beginn der Kursunterweisung. Helene von Grunelius, so van Deventer, sei damals in einer Situation der eigenen Verunsicherung über die methodischen Studien-Hinweise Rudolf Steiners – der in einem Vorgespräch den Medizinstudenten (sowie jungen Assistenzärzten) nahegelegt hatte, sich in der vergleichend geisteswissenschaftlich-naturwissenschaftlichen Diagnostik zu üben und ihre Ergebnisse in Heftform niederzuschreiben[10] – zu Rudolf Steiner nach Dornach gekommen und habe weitergehende Hilfestellungen für sich und ihre Freunde erhalten:

> Helene beklagte sich, dass es ihr unmöglich sei, den Ratschlag über das «Heft» zu befolgen, denn man wisse doch nicht, ob das, was man auf der rechten [geisteswissenschaftlichen] Seite schreibe, richtig sei. Rudolf Steiner antwortete: *«Das macht doch nichts, Sie werden sich selbst im Laufe der Zeit korrigieren. Außerdem können Sie mir Ihre Hefte einschicken. Wenn Sie aber mehr ‹Sicherheit› bekommen wollen, kann ich Ihnen eine Meditation geben.»* Da gab er ihr die Wärme-Meditation und sagte, dass sie diese weitergeben dürfe an alle zukünftigen Teilnehmer. Er selbst wolle sie an Dr. Wegman geben.
> Es sei eine Ketten-Meditation, nicht eine Kreis-Meditation. Dann bezeichnete er sie als den Weg des Mediziners zum Schauen des ätherischen Christus.[11]

Als Madeleine van Deventer diese Sätze 1982 fixierte, stand sie in ihrem 83. Lebensjahr. Nahezu sechs Jahrzehnte waren vergangen, seit die Unterredung in Rudolf Steiners Dornacher Atelier stattgefunden hatte. Über schriftliche Aufzeichnungen aus dieser Zeit (die sie nicht in Dornach und Arlesheim, sondern im holländischen Utrecht studierend verbracht hatte) verfügte Madeleine van Deventer nicht – der zentrale Inhalt des Geschehens um die Wärme-Meditation aber war ihr in aller Klarheit und allen Konsequenzen präsent: *«Dann bezeichnete er sie als den Weg des Mediziners zum Schauen des ätherischen Christus.»*

Dafür, dass die von Madeleine van Deventer in ihrer Rückblicksdarstellung beschriebenen Umstände der Meditations-Übergabe an Helene von Grunelius in zeitlicher (nicht jedoch situativ[12]-inhaltlicher) Hinsicht von den damaligen Vorgängen etwas abwichen[12a], spricht manches.

So lassen die Unterlagen des Ita Wegman Archivs die Datierung der mantrischen Niederschrift Rudolf Steiners, indirekt auch die sofortige Weitergabe an Ita Wegman («Er selbst wolle sie an Dr. Wegman geben»), zumindest fraglich erscheinen – nicht zuletzt sprach Helene von Grunelius selbst in einem Brief an Ita Wegman vom Dezember 1926 (und damit nur etwas mehr als drei Jahre nach der Übergabe des Mantrams an sie) dezidiert von der «Wärme-Meditation», «die wir im *Frühjahr 1923* bekommen haben»[13]. Auch verschiedene andere Umstände deuten darauf hin, dass die Übergabe der Meditation möglicherweise Mitte März 1923 erfolgte, im Verlauf einer «für unsere medizinische Arbeit sehr bedeutenden Besprechung mit dem Dr.», die Helene von Grunelius mit Rudolf Steiner geführt hatte und über die sie nur vierzehn Tage später in einem Brief an ihre Schwester Marie Wundt (geb. Grunelius) andeutend Bericht erstattete.[14] Auf der Basis der von Rudolf Steiner erfolgten Richtungshinweise – und sich darüber hinaus intensiv an der Bildung und Weiterentwicklung der Freien Anthroposophischen Gesellschaft beteiligend, für die Steiner am 11. März ein eigenes «Memorandum» verfasst hatte[15] – arbeitete Helene von Grunelius in diesem Frühjahr und Frühsommer des Jahres 1923 weiter, wenige Monate nach dem aufrüttelnden Brand des ersten Goetheanum und innerlich befeuert von den grundlegenden Vorträgen der zweiten Juniwoche, in denen Rudolf Steiner in Dornach die «Selbstbesinnung» der Anthroposophen in einer zuvor nie gehörten Deutlichkeit eingefordert hatte.[16] Im Geist dieser Vorträge – und mit Formulierungen, die zur späteren Diktion des

Weihnachtstagungs-Geschehens gehören sollten und in gewisser Hinsicht einen realen «Vorgriff» in der Seele eines jungen, michaelisch gestimmten Menschen bedeuteten – verfasste Helene von Grunelius kurz darauf ihren Aufruf an die anthroposophisch orientierten Medizinstudenten, in dem sie davon sprach, dass die künftige medizinische Arbeit einen «zielbewusst geraden Weg» zu gehen habe und statt aus den reduziert-intellektuellen Kräften ganz «aus dem Herzen, aus dem Zentrum der Anthroposophie» fundiert sein müsse. Nur dann könne der medizinische Weg und damit der Aufbau der anthroposophisch-medizinischen Bewegung die «richtige Stoßkraft» bekommen, im übrigen aber auch zu einer spirituell fundierten Moral des medizinischen Handelns führen («Dann werden wir sehen und zeigen können, wie das Geistig-Seelische bis ins Physische gestaltend und differenzierend hinunterwirkt, dieses Physische aber im Menschen durch die Wirksamkeit der moralischen Impulse in der warmen Herzenskraft auch wieder in Geistig-Seelisches umgewandelt werden kann.»[17]). Zahlreiche Gesichtspunkte, die Rudolf Steiner Helene von Grunelius und ihren Freunden bereits zuvor eröffnet hatte, spielten bei diesen Formulierungen eine wesentliche Rolle – willensbetont verantwortet aber war sie von Grunelius selbst, die den Aufruf gemeinsam mit den Medizinstudenten Manfred von Kries und Henk van Deventer unterzeichnete. Henk van Deventer, der Bruder Madeleine van Deventers, der Helene von Grunelius im März 1920 in Dornach kennengelernt hatte und seit längerem mit der Frage einer Medizinstudentengemeinschaft beschäftigt gewesen war, aber bereits drei Jahre später – im Sommer 1926 – sterben sollte, bezeichnete den zitierten Rundbrief in einem Schreiben an seine Schwester von Ende August als «Helenes Aufruf». Henk van Deventer war zu diesem Zeitpunkt unsicher, ob die am Ende des Rundbriefes angekündigte studentische Zusammenkunft («Wenn Sie in diesem Sinne mit uns arbeiten wollen, so bitten wir Sie um baldige Äußerung, damit wir möglichst schnell die Zusammenarbeit beginnen können, und im Laufe des Herbstes oder der Weihnachtsferien eine Zusammenkunft stattfinden könnte.»[18]) sinnvollerweise im Rahmen eines Kurses mit Rudolf Steiner zu perspektivieren sei – und plädierte seinerseits eher für eine Verstärkung der begonnenen meditativen Arbeit im kleinen Kreis. Vieles spricht angesichts seiner Briefformulierung dafür, dass Helene von Grunelius an ihn und wenige andere, mit der Vorbereitung der künftigen medizinischen Arbeit befasste Freunde bereits die «Wärme-Meditation» im Frühjahr weitergegeben hatte, spricht dafür, dass eine kleine medizinisch-esoterische Meditationsgemeinschaft in der Osterzeit des Jahres 1923 unter den jungen Studenten vertrauensvoll begonnen hatte. An Madeleine van Deventer schrieb Henk am 31. August 1923 in diesem Sinne (und im Stil seiner Generation):

> Wie wäre es, wenn wir den Meditationskreis ausdehnen könnten? Von einem Kurs verspreche ich mir wenig, wenn ein Aufruf sich richtet an Anthropos. Mediziner. Wenn die Leute sich bis jetzt nicht rührten, dann sind es eben Sonntagsanthros. Das heißt: unendliche Bereicherung des Lebens durch die Anth., aber […] mit dem Fach verbinden, im Willen aufnehmen? Nein das nicht! Strömen tun sie natür-

> lich, weil der Dr. den Kurs abhält. Sie hören in Allem ihre eigene Beschränktheit. Vielleicht urteile ich falsch, und warten die vielen Anthr. Mediziner bloß auf den Weckruf. Dann ist ein allgemeingehaltener Anth. Aufruf doch gut. Nur muss man dann mit den Leuten, die antworten, persönlich reden und sie auf Herz und Nieren prüfen.[19]

Welche Menschen zu dem von Henk van Deventer genannten medizinischen «Meditationskreis» zu diesem Zeitpunkt gehörten, ist bisher nicht bekannt – neben ihm selbst sowie Helene von Grunelius aber werden es wohl Henk van Deventers heileurythmisch tätige Frau Erna (geb. Wolfram) sowie Madeleine van Deventer gewesen sein. – Ende Oktober des Jahres 1923 bat Helene von Grunelius Rudolf Steiner in Dornach dann um die persönliche Erlaubnis, die Meditationsübung an weitere Menschen vermitteln zu dürfen («Ich habe im Auftrag der anderen den Dr. gefragt wegen Bockholt und Groth.»[19a]). Rudolf Steiner stimmte diesem Wunsch nicht nur zu, sondern wunderte sich darüber, dass die von ihm sehr geschätzte junge Arlesheimer Ärztin und Heileurythmistin Margarethe Bockholt zu diesem Zeitpunkt noch nicht im Besitz der Meditation war.

*

Als Helene von Grunelius Ende Oktober 1923 eine Woche in Dornach und Arlesheim weilte, um die näheren Einzelheiten des von ihr (entgegen Henk van Deventers Votum) nach wie vor angestrebten und vorbereiteten Kurses darunter seinen genauen Termin, den Kreis der Einzuladenden und die Weise des Umgangs mit den älteren anthroposophischen Ärzten – mit Rudolf Steiner zu besprechen, hatte sich die Situation in der anthroposophisch-medizinischen Bewegung grundlegend verändert, zumindest im Hinblick auf die geistige Substanz der zu leistenden Arbeit. Zwei Monate zuvor war Ita Wegman an Rudolf Steiner mit ihren Fragen nach einer zu schaffenden Mysterien-Medizin herangetreten – Wegmans Fragen hatten in Verbindung mit ihren karmischen Einsichten die Voraussetzung dafür gelegt, dass Rudolf Steiner nicht nur bald große Vorträge über das alte und neue Mysterienwesen halten und auf die Weihnachtstagung und Neuformierung der Anthroposophischen Gesellschaft zugehen, sondern auch seine medizinisch-esoterische Zusammenarbeit mit Ita Wegman beginnen konnte.[20] Dass Rudolf Steiner eine Meditation für die fragenden Medizinstudenten um Helene von Grunelius im Frühjahr 1923 gewissermaßen obligat an Ita Wegman weitergegeben hätte («Er selbst wolle sie an Dr. Wegman geben.»), ist ausgesprochen unwahrscheinlich. Ende des Jahres 1923 dagegen erfolgte im Zusammenhang der Weihnachtstagung die Übergabe der medizinischen Verantwortung an Ita Wegman, mit deren Hilfe Rudolf Steiner die neugegründete Medizinische Sektion leiten wollte. Innerhalb des tatsächlich am 2. Januar 1924 begonnenen Kurses für die Gruppe um Helene von Grunelius (sowie einige weitere, von Rudolf Steiner besonders eingeladene Ärzte) hieß es nun:

> Ihr müsst vollständiges Vertrauen haben zu der Art und Weise, wie von mir zusammen mit Frau Dr. Wegman die medizinische Abteilung des Goetheanums verwaltet wird.[21]

Über den Kursverlauf selbst, seine Umstände, Perspektiven und Schwierigkeiten wurde in der biographischen Monographie über Helene von Grunelius berichtet[21a], über die inhaltliche Kurskomposition und ihren Bezug zur Weihnachtstagung in einer späteren Arbeit.[22] Für den engeren Zusammenhang der «Wärme-Meditation» aber ist in geschichtlicher Perspektive wesentlich, dass Rudolf Steiner ihre Weitergabe ab Januar 1924 in die Hand Ita Wegmans und damit in die geistige Verantwortung der Leiterin der Medizinischen Sektion am Goetheanum legte. Auf eine – nicht mehr erhaltene – Frage aus dem Teilnehmerkreis des Kurses nach dem weiteren medizinischen Studienweg und der Möglichkeit, die «Wärme-Meditation» zu erhalten, antwortet Rudolf Steiner (gemeinsam mit Ita Wegman) am 11. März in schriftlicher Weise mit den Worten:

> Auf eine Anfrage bezüglich der Schwierigkeiten, die heute der angehende Arzt sowohl beim Studium der Schulmedizin wie auch der medizinischen Kurse in der anthroposophischen Bewegung hat, können wir nur erwidern, dass es gerade unsere Bemühung sein wird, durch die Mitteilung dieser Rundbriefe diese Schwierigkeiten im Laufe der Zeit hinwegzuschaffen. Die Meditation, die in der Zuschrift als ergänzende bezeichnet ist, ist Dr. Wegman bereit denen zu geben, die darnach Bedürfnis haben.[23]

Zum Zeitpunkt dieses ersten (und einzigen) «Rundbriefs» verstand Helene von Grunelius noch nicht, dass damit die

«Wärme-Meditation» gemeint und die Art und Weise ihrer zukünftigen Weitergabe bestimmt worden war – fragend schrieb sie selbst am 30. März 1924 (und damit exakt ein Jahr vor Rudolf Steiners Tod) an Madeleine van Deventer, von welcher «ergänzenden» Meditation in diesem Rundbrief und in dieser Weise denn eigentlich die Rede sei …[24]

*

Zugleich aber behielt auch nach dem Januar- und nachfolgenden Osterkurs die «Wärme-Meditation» für Helene von Grunelius jene zentrale Bedeutung, die sie von Anfang an gehabt hatte – in allem Ernst und aller Entschiedenheit. Wie niemand anders in der Gruppe erfuhr Grunelius die Unzufriedenheit Rudolf Steiners mit der jungen Hörergruppe, die fehlende Entschlossenheit im gemeinsamen Vorgehen, die ungenügende Willensorientierung in der medizinischen Verwirklichung der Anthroposophie nach der Weihnachtstagung («Herr Dr. ist mit uns äußerst unzufrieden. Er sagt: die wissen nicht, was sie wollen, die haben keine Knochen usw. – Wer von uns wäre nicht auch mit uns unzufrieden!»[25]) und insbesondere die unzulängliche Gemeinschaftsbildung spiritueller Fundierung – nicht zuletzt im Hinblick auf die sich ausbildende Sozial- und Arbeitsgestalt der Medizinischen Sektion. Die meisten der jungen Mediziner hatten die Vorträge Rudolf Steiners beglückt und beseligt entgegengenommen, offenbar ohne ihren sozial-spirituellen Aufforderungscharakter existentiell erfahren zu können. Spätestens im August 1924 aber realisierte Grunelius (wie auch einige andere

Kursteilnehmer[25a]) den Umfang des tatsächlichen Zurückbleibens – und schrieb an ihre Freunde von der unbedingten Notwendigkeit, nun in kurzer Zeit eine reale Willenssicherheit und Willensgemeinsamkeit, ja einen «geschlossenen Tatwillen» zu entwickeln – solange es dafür noch Zeit sei. Im Kontext dieser Briefe, die Grunelius unmittelbar nach Beendigung ihres Medizinstudiums und im Zeichen einer eigenen Erkrankung verfasste – sowie ganz offensichtlich im drängenden Vorgefühl der nur noch kurzen Lebens- und Arbeitszeit Rudolf Steiners –, spielte der Umgang mit der «Wärme-Meditation» eine vorrangige, ja entscheidende Rolle. Am 17. August schrieb sie darüber an Madeleine van Deventer:

> Unsere Meditation hat Frau Dr. Wegman jetzt gegeben an Büttner, Ungar, Kahnert u. Förstner. Ob Sie sie noch anderen inzwischen gegeben, weiß ich nicht. Die Sache mit dieser Meditation ist überhaupt ein dunkler Punkt. Unsere Bewegung stände jetzt nicht so schlecht, wenn wir nicht in diesem Punkt – nämlich der Meditationsgemeinschaft, die einen Kern geben sollte für die medizin. Bewegung – ganz versagt hätten. Und jetzt werden nur den Kern bilden können Menschen, die diese Meditation haben (wer die innere Einstellung hat, daß er diese Meditation braucht, kann sie ja von Frau Dr. Wegman bekommen).[26]

Aus Grunelius' Schreiben wird unter anderem deutlich, dass Ita Wegman jede Weitergabe der Meditation Helene von Grunelius unmittelbar mitteilte oder sie davon über Margarethe Bockholt in Kenntnis setzen ließ[27], das heißt die ursprüngliche Verantwortung für den Umgang mit dem Mantram nach wie vor berücksichtigte und durchgängig ernst nahm. Helene von Grunelius selbst hatte

Ende Juli oder Anfang August – nach seiner Rückkehr aus Arnheim und vor seinem Aufbruch nach Torquay – noch ein intensives Gespräch mit Rudolf Steiner geführt, in dem nicht nur die zitierte Unzufriedenheit mit den individuellen und sozialen Prozessen innerhalb der Gruppe der jungen Mediziner zur Sprache gekommen war, sondern Grunelius Rudolf Steiner ganz offensichtlich um weitere Hilfestellungen für den Umgang mit der «Wärme-Meditation» gebeten hatte. Darauf kurz eingehend und ihre eigenen, jüngsten Bemühungen skizzierend schrieb Helene von Grunelius nur vier Tage nach ihrem Brief an Madeleine van Deventer an Margarethe Bockholt:

> Herr Dr. sagte mir neulich: Sie müssen versuchen, sich tiefer in das Wesen dieser Meditation einzuleben, sich stärker damit zu verbinden, dann wird schon das kommen, was Sie suchen (so ähnlich drückte er sich aus).
> Ich war mir nun gar nicht klar, wie ich das tun sollte. In den ersten Tagen hier las ich hauptsächlich das Buch von Wachsmuth, das wirklich großartig ist u. etwas mir die Gedanken lichtete. Außerdem las ich unseren medizin. Osterkurs, der mich aber nur noch verzweifelter machte. In den ersten Tagen fühlte ich mich von Tag zu Tag weniger wohl, bis ich mich wirklich krank fühlte. Die Temperatur stieg auch etwas an, und ich blieb dann 2 Tage ganz zu Bett. Als es etwas besser ging, lag ich dann auf einem Liegestuhl auf dem Balkon oder, wenn es draußen zu kalt war, im Zimmer. Ich las dann die 3 Vorträge vom Dezember 1920, die ja sehr mit der Meditation zusammenhängen. Zuerst wollte mir gar nichts klar werden, bis plötzlich vorgestern früh, als ich wieder den Zyklus «Das Lukas-Evangelium» in die Hand nahm, mir mehrere Lichter aufgingen. Seitdem fühle ich mich auch fast ganz gesund!

> Ich glaube, daß gerade das Eindringen in das Wesen dieser Meditation uns erst den richtigen Karmawillen geben kann. Ich glaube, daß jedenfalls für diejenigen, die diese Meditation haben, es der Weg ist, um zu einem Tat- und Karmawillen von innen heraus zu kommen. Darin stimme ich mit Dir ganz überein, daß das letztere erst da sein muß, wenn es sich um Neubildung eines esoterischen Kreises handeln soll, der wirklich ein Initiativ- u. Führerkreis werden soll u. will.[28]

Trotz dieses Ringens von Helene von Grunelius und ihrer Freunde vollzog sich die intendierte Bildung eines esoterischen Kreises für die Anthroposophische Medizin schließlich nicht in der großen und trotz aller Schwierigkeiten über einen längeren Zeitraum gewachsene Gemeinschaftssphäre der jungen Mediziner und auch nicht auf der verbindenden Grundlage der «Wärme-Meditation» – wenngleich schließlich alle (sieben beziehungsweise neun) Mitglieder des von Rudolf Steiner bestätigten und am 18. September erstmals als existent erwähnten «esoterischen Kernes»[29] zu den Hörern der Kurse von Januar und Ostern gehören sollten. Die der reduzierten «Kernbildung» vorausgegangenen sozialen Vorgänge des Septembers 1924 sind bisher nicht im Einzelnen und auf dokumentarischer Grundlage bekannt geworden[29a]. Grunelius' von durchgehendem Ernst bestimmte Briefworte aber sollten auch für das schließlich zustande gekommene Organ ihre vorausgreifende Richtigkeit bewahren – einen durchgreifenden «Karmawillen» konnten die Mitglieder dieses spirituell-therapeutischen Zusammenschlusses nicht gemeinsam entfalten und scheiterten als esoterischer Kern der Medizinischen Sektion bereits vor dem 30. März 1925[29b]. Ita Wegman jedenfalls betrachtete die Wirkensbemühung dieses Organs – trotz höchster und edelster Motivation der Einzelnen – im Rückblick als nicht gelungen – und schrieb in einer bedeutenden (und wohl zu bedenkenden) Erinnerungsnotiz aus dem Jahre 1936:

> Wir machten [...] einen ganz kleinen Anfang. Dasjenige, was Heilprinzipien waren in den verschiedenen Mysterien, gesammelt in einer Schule. Michael und Raphael zusammenwirkend!
> Leider durfte es nicht so sein, man fühlte förmlich die Erde widerstreben. Erde und Menschen wollten eine so ungeheure Geistigkeit noch nicht. Dr. Steiner verließ dann dies Erdenwirken, selbstgewollt, seine Krankheit war nur eine Maja. Und die Menschen blieben allein [...].

*

Ungeachtet dessen – oder vielmehr im Bewusstsein der dadurch in gesteigerter Weise auferlegten Verantwortlichkeit – arbeiteten zahlreiche Menschen um Helene von Grunelius und Ita Wegman auch nach dem Tod Rudolf Steiners mit den Inhalten der Kurse für die jungen Mediziner weiter, mit den Mantren vom Januar und April 1924 sowie insbesondere mit der «Wärme-Meditation». Ita Wegman behielt bis zu ihrem Tode 1943 die persönliche Verantwortung für den Umgang und die Weiterverbreitung dieser spirituell-mantrischen Substanz der Anthroposophischen Medizin. Wegman war und blieb auch für Helene von Grunelius die letztentscheidende, weil von Rudolf Steiner mit dieser Aufgabe betraute und für sie als befähigt erachtete Persönlichkeit – als Grunelius Ende

Dezember 1926 die Vortragsnachschriften und mantrischen Übungen (darunter auch die Meditation, «die wir im Frühjahr 1923 bekommen haben [über das ‹Gute›]») an ihre Kollegin Anna Iduna Zehnter weitergeben wollte, fragte sie Wegman um deren Einverständnis, das sie auch postwendend erhielt. Umgekehrt legte Ita Wegman ihrerseits größten Wert darauf, dass die Verbreitung der Kurse für die jungen Mediziner in ganz spezifischer Weise gehandhabt wurde, und gab größtenteils bereits die Vortragslektüre nur unter der Prämisse an ärztliche Kollegen und Medizinstudierende frei, dass der Fragesteller die Kursnachschriften mit einem Mitglied der einstigen Hörergruppe durchzuarbeiten bereit und in der Lage war. Alles Exklusiv-Elitäre war Ita Wegman ebenso fremd wie der Begriff der «geistigen Sukzession» oder gar «esoterische Machtansprüche»[30]; unabhängig davon aber war sie bestrebt, die persönlichen Verbindlichkeiten und Verantwortungen aufrechtzuerhalten (*«Darin besteht ja das Esoterische, dass es in dem Kreise bleibt, dem es anvertraut ist.»* Rudolf Steiner[31]), und den spirituellen Duktus der ursprünglichen Initiative um Helene von Grunelius zu wahren. Als ihr der in Breslau und später unter anderem in Pilgramshain tätige anthroposophische Arzt Johannes Kroker einmal im Hinblick auf den möglichen Erhalt des Januar- und Osterkurses sowie des Pastoralmedizinischen Kurses vom September 1924 schrieb, antwortete Wegman ihm in einer etwas längeren Ausführung, die ihr Grundverständnis des mantrisch-sozialen Geistes der Kurse für junge Mediziner erkennen ließ und in der es hieß:

Arlesheim, den 8. Juni 1927

Sehr geehrter Herr Dr. Kroker!
Ihren Brief habe ich empfangen, wo Sie mich fragen um die medizinischen Kurse für die jungen Ärzte, die Weihnachten und Ostern gehalten sind, und um den pastoral-medizinischen Kurs. Sobald Sie aufgenommen werden in die 1. Klasse, wonach Sie auch jetzt fragen, können Sie den pastoral-medizinischen Kurs besitzen. Was aber den Weihnachts- und Osterkurs für junge Ärzte betrifft, so ist es eine Gruppe von jungen Menschen, die durch diese beiden Kurse auch Meditationen bekommen haben, sodass das geworden ist nach Dr. Steiners eigenen Worten eine Gruppe von Menschen, die zusammen sich verbunden haben durch die Meditationen, um die Meditation noch vertiefter in sich aufzunehmen und zu verstehen. Sodass ich, bevor Sie diese Kurse erhalten können, erst die Frage an Sie richten muss, ob Sie zu dieser Gruppe von Menschen gehören wollen; die Menschen, die da drinnen sind, müssen dann natürlich auch versuchen, in gutem Einvernehmen zu leben, weil sonst die Meditationen nicht die Wirkung haben könnten, die sie haben sollen. Vielleicht wäre es gut, geehrter Herr Dr. Kroker, dass Sie einmal nach Dornach kommen, damit wir über diese Sachen einmal eingehend miteinander sprechen können, auch wegen der Aufnahme in die Klasse. – Es freut mich, wenn Sie zu schöner Arbeit gekommen sind.

Seien Sie freundlichst gegrüßt
Dr. I. Wegman[32]

Als eine Gruppe von jungen, therapeutisch orientierten Menschen, *«die zusammen sich verbunden haben durch die Meditationen, um die Meditationen noch vertiefter in sich aufzunehmen und zu verstehen»*, betrachten demnach Rudolf Steiner und Ita Wegman die Ärzte und Medizinstudenten um Helene von Grunelius und gingen von der absoluten Realität der damit spirituell geschaffenen Tatsache aus – unabhängig von dem, was dabei noch nicht zur physischen Verwirklichung gekommen war und lediglich der Sphäre der reinen Intention angehörte. – Helene von Grunelius' früher Tod in Arlesheim erschütterte Wegman tief und nachhaltig – andererseits erfuhr Ita Wegman von Grunelius' Individualität eine weiter wirksame Begleitung, erlebte das ungebrochene Interesse der Verstorbenen an der Arbeit in Arlesheim und empfand sie oft als an ihrer Seite wandelnden «Schutzgeist» des Klinisch-Therapeutischen Institutes (Brief Ita Wegmans an Jürgen von Grone, 16.12.1937[33]).

*

Nimmt man die hier in aller Kürze referierten oder vielmehr angedeuteten geschichtlichen Umstände auch nur anfänglich zur Kenntnis, so leuchtet von ferne ein weiter Sinnzusammenhang der in ihnen lebenden Bemühungen auf – ein Sinnzusammenhang, der noch an Tiefe und Dramatik gewinnt, wenn man zusätzlich berücksichtigt, in welchen übergreifenden geschichtlichen Vorgängen die damaligen Ereignisse standen, was in den Jahren 1923 und 1924 in Dornach und in der Welt geschah[34], wofür Rudolf Steiner sich mit letzter Konsequenz einsetzte und was bis heute nur ansatzweise geahnt, verstanden und durchdrungen wurde. Es erscheint sinnvoll, sich mit diesen scheinbar längst der Vergangenheit angehörenden Umständen gerade auch im Hinblick auf die «Wärme-Meditation» zu beschäftigen – ungeachtet der Tatsache, dass der in der «Wärme-Meditation» erfahrbare Inhalt einen von ihnen unabhängigen Bestand hat. Diese erinnernde Beschäftigung und Auseinandersetzung hat einen nur schwer zu übersehenden moralischen Charakter und führt zu einer größeren Bewusstheit für die Strebens- und Opferprozesse, die mit den nun zur Drucklegung gekommenen und damit vordergründig in den entpersonalisierten Raum der Allverfügbarkeit gelangten Worten einst verbunden waren und spirituell noch immer mit ihnen verbunden sind. Man kann fragen, ob hier nicht eine relative oder gar absolute Verpflichtung für den inneren Erwerb eines «geschichtlichen» Wissens besteht, sofern man sich – aus einer je individuellen Situation und Motivation heraus – in der Gegenwart dazu entschließt, mit den mantrischen Wortgestalten der «Wärme-Meditation» temporären oder dauerhaften Umgang zu halten, mit einer Meditation, die wie wenig andere einem speziellen Menschenkreis gewidmet und in durchaus strengem Sinne anvertraut worden war. Dieses «geschichtliche» Wissen sollte als solches keinen Eingang in den eigentlich meditativen Vorgang beanspruchen oder finden; es hat für diesen jedoch gewissermaßen vor- und nachbereitenden Charakter, ist ein Geschehen des Umraums, damit aber des Bezugs zur geistigen Welt, zu den in ihr lebenden Wesenheiten und Individualitäten.

In gewisser Hinsicht gilt Vergleichbares auch für die nachfolgenden Betrachtungen und Skizzen, die sich mit einigen ideellen Inhalten und Beziehungen der Meditation beschäftigen. Auch sie bilden keineswegs den eigentlichen Erfahrungsraum der meditativen Übung, die sich vielmehr jenseits des ideellen Vorwissens und der aktuellen Erkenntnislage vollziehen kann[35], ja sich *in Situation und Geschehen* gewissermaßen *aufzulösen* vermag (*«Das wahre Meditieren, das wahre Üben der Seele, das liegt nicht im theoretischen, intellektuellen Inhalte eines Meditationsspruches, es liegt in dem mantrischen Charakter. Der mantrische Charakter wird dadurch gegeben, dass der Sinn sich auflöst in Situation und Geschehen, dass der Mensch sich loslöst von dem intellektuellen Inhalt, herausgeht aus sich […]»*[36]). Zugleich ist nicht zu übersehen, wie sehr es Rudolf Steiners Anliegen in den Kursen für die jungen Mediziner war, die ideellen Implikationen der einzelnen Kurs-Mantren seinen Hörern systematisch zu entwickeln – was möglicherweise mit der Tatsache in Verbindung stand, dass die einzelnen Mantren der Vorträge für die jungen Mediziner eine sehr genaue, berufsspezifisch fundierte Intention verfolgten, das heißt keine persönlichen Meditationen waren, sondern als genaue, zielorientierte Wegleitung von Rudolf Steiner verstanden und formuliert wurden (*«Bei den […] Meditationen wird es sich darum handeln, dass man wirklich will, innerlich will Mediziner werden, dass man sich sagt: Das ist der Weg; und nun gehe ich so oft an die Meditation heran, als ich nur kann. Ich bin mir bewusst, wenn ich die eine oder die andere mache, hat sie diese oder jene Absicht.»*[37]). Steiner entwickelte diesen Charakter der Übungen auf eine Nachfrage von Helene von Grunelius am 22. April 1924 – und der zuvor ausführlich zitierte Brief Helene von Grunelius' an Margarethe Bockholt vom 21. August 1924 deutete an, in welcher Weise Grunelius sich die ideellen Beziehungen und Inhalte der «Wärme-Meditation» begleitend zu erarbeiten suchte, mitunter in fast verzweifeltem Duktus. Zum Zeitpunkt dieses Briefes war Grunelius bereits über siebzehn Monate mit der Wortgestalt der Meditation umgegangen, weiterhin ringend und sich um tiefere Schichten des Erlebens bemühend, gerade auch im Sinne der von ihr referierten Worte Rudolf Steiners: «*Sie müssen versuchen, sich tiefer in das Wesen dieser Meditation einzuleben, sich stärker damit zu verbinden […].*»

*

Vorbereitung: Wie finde ich das Gute?

1. Kann ich das Gute denken?

Ich kann das Gute nicht denken.
Denken versorgt mein Aetherleib
Mein Aetherleib wirkt in der Flüssigkeit meines Leibes
Also in der Flüssigkeit des Leibes finde ich das Gute nicht.

2. Kann ich das Gute fühlen?

Ich kann das Gute zwar fühlen; aber es ist durch mich nicht da, wenn ich es nur fühle.
Fühlen versorgt mein astralischer Leib
Mein astralischer Leib wirkt in dem Luftförmigen meines Leibes
Also in dem Luftförmigen des Leibes finde ich das durch mich existierende Gute nicht.

3. Kann ich das Gute wollen?

Ich kann das Gute wollen
Wollen versorgt mein Ich
Mein Ich wirkt in dem Wärmeaether meines Leibes

Also in der Wärme kann ich das Gute physisch verwirklichen.

Ich fühle meine Menschheit in meiner Wärme

1. Ich fühle Licht in meiner Wärme

[acht geben, dass diese Lichtempfindung auftritt in der Gegend, wo das physische Herz ist]

2. Ich fühle tönend die Weltsubstanz in meiner Wärme

[acht geben, dass die eigentümliche Ton-Empfindung vom
Unterleib nach dem Kopfe, aber mit Ausbreitung im ganzen Körper geht]

3. Ich fühle in meinem Kopfe sich regend das Weltenleben in meiner Wärme

[acht geben, dass die eigentümliche Lebensempfindung vom Kopfe nach dem ganzen Körper sich verbreitet]

II. Ideelle Beziehungen

Sie ahnen an dieser Stelle, was das Leben,
das ausgegossen ist in der Welt, eigentlich
ist. Wo liegen die Quellen des Lebens?
Sie liegen in dem, was die moralischen
Ideale anregt, uns sagen zu müssen, dass,
wenn wir heute uns durchglüht sein
lassen von moralischen Idealen, diese
Leben und Ton und Licht hinaustragen
und weltenschöpferisch werden.
Wir tragen das Weltenschöpferische
hinaus, und der Quell des Welten-
schöpferischen ist das Moralische.

Rudolf Steiner[38]

Herr Dr. sagte mir neulich: Sie müssen versuchen, sich tiefer in das Wesen dieser Meditation einzuleben, sich stärker damit zu verbinden, dann wird schon das kommen, was Sie suchen (so ähnlich drückte er sich aus).
Ich war mir nun gar nicht klar, wie ich das tun sollte. In den ersten Tagen hier las ich hauptsächlich das Buch von Wachsmuth, das wirklich großartig ist u. etwas mir die Gedanken lichtete. Außerdem las ich unseren medizin. Osterkurs, der mich aber nur noch verzweifelter machte. In den ersten Tagen fühlte ich mich von Tag zu Tag weniger wohl, bis ich mich wirklich krank fühlte. Die Temperatur stieg auch etwas an, und ich blieb dann 2 Tage ganz zu Bett. Als es etwas besser ging, lag ich dann auf einem Liegestuhl auf dem Balkon oder, wenn es draußen zu kalt war, im Zimmer. Ich las dann die 3 Vorträge vom Dezember 1920, die ja sehr mit der Meditation zusammenhängen. Zuerst wollte mir gar nichts klar werden, bis plötzlich vorgestern früh, als ich wieder den Zyklus «Das Lukas-Evangelium» in die Hand nahm, mir mehrere Lichter aufgingen. Seitdem fühle ich mich auch fast ganz gesund!

Helene von Grunelius rang über lange Zeiten intensiv um den ideellen Gehalt der «Wärme-Meditation», deren Schönheit und vordergründige Einfachheit sie früh erlebt hatte. Sie studierte die Anthroposophie, studierte im August 1924 das Anfang desselben Jahres erschienene und mit einer Titelblatt Zeichnung von Rudolf Steiner versehene Buch Guenther Wachsmuths über die ätherischen

Bildekräfte in Kosmos, Erde und Mensch, studierte immer wieder die sogenannten «Brücke»-Vorträge vom 17. bis 19. Dezember 1920, die sie (wie unter anderem auch Madeleine van Deventer, Ita Wegman und Willem Zeylmans van Emmichoven) in der Weihnachtszeit des Jahres 1920 in Dornach gehört hatte und deren Nachschrift Helene von Grunelius sich von Rudolf Steiner für die Kursvorbereitung der jungen Mediziner-Gruppe erbeten hatte; sie studierte kurz vor dem von ihr für entscheidend gehaltenen, letzten Septembertreffen des Jahres 1924 auch den großen christologischen Kurs über das Lukas-Evangelium, den Rudolf Steiner bereits im September 1909 in Basel gehalten hatte – sie studierte ihn in ihrer Suche nach der lukanischen Dimension einer künftigen Medizin, auf die von Rudolf Steiner im Osterkurs unter Hervorhebung des dezidiert ärztlich geschriebenen Evangeliums des Lukas andeutend hingewiesen worden war (*«Das ist etwas, was durchaus verstanden werden muss; und weil das Lukas-Evangelium überhaupt noch nicht in Wirklichkeit als eine innere Anweisung für den Heilerwillen genommen worden ist – es ist die Sache nicht verstanden worden –, deshalb ist es gekommen, dass eigentlich innerhalb unserer heutigen Denkweise gar nicht ein christlicher Heilwille lebt, sondern jener Heilwille, der sich hineinversenkt hat in die Geisteskultur durch den Arabismus, der ja das Christentum wie mit einer Zange umfasst hat.»*[39]). Helene von Grunelius studierte die Basler Lukas-Evangelium-Vorträge aber auch in ihrer Bemühung um den tieferen ideellen Gehalt der «Wärme-Meditation». Mit Sicherheit waren ihr längst Erlebnisse im Umgang mit der meditativen

Übung zuteil geworden, die sie auf ihrem Weg bestärkten und tiefer mit dem Mysterium der menschlichen Inkarnation, aber auch mit dem willensbetonten Weg zur Realisierung des *Guten* verbanden. Rudolf Steiner hatte ihr gegenüber aber das eigentliche, letztendliche Ziel der Meditation benannt und diese als den konkreten *«Weg des Mediziners zum Schauen des ätherischen Christus»* bezeichnet – mithin ein hohes oder gar höchstes Ereignis der individuellen Wahrnehmung im 20. Jahrhundert unter berufsspezifischen Prämissen formuliert, eine Zielaufgabe, die viele Fragen aufwarf und nicht leicht zu erreichen war.

Die esoterische Christologie war ein verborgenes Lebensthema von Helene von Grunelius (und ihrer Generation[40]); ein Thema, das nur ausgesprochen selten in Erscheinung trat und als solches explizit ausgesprochen und mitgeteilt wurde – so jedoch beispielsweise im November 1923, als sie ihrer jüngeren Freundin Madeleine van Deventer in den Nöten ihres materialistisch geprägten Medizinstudiums beizustehen versuchte und dabei etwas von den eigenen Wegen zum Vorschein kommen ließ. In Grunelius' Brief aus dieser Zeit hieß es:

> Also Maddy, behalt nur guten Mut; denn, wenn Du das fertigbringst, die innere Begeisterung hindurchzutragen durch die Zeit, wo Du noch in den Kliniken arbeiten mußt, dann hast Du Dir eine starke treibende Kraft errungen, dann bist Du viel enger noch verbunden mit der Anthroposophie. Versuche doch auch, wie ich es diesen Sommer in Frankfurt gemacht habe, wo ich so unglücklich war, weil ich von Tag zu Tag merkte, wie ich innerlich gelähmt u. meine Kräfte

> abgetötet wurden, wie alles um mich u. in mir sich verdunkelte. Da habe [ich] denn immer gedacht: wenn ich nur dieses Leiden, diese Kreuzigung des Christus bewusst u. tief mitleiden könnte, um einen Impuls in mir zu bekommen, für die Erlösung zu kämpfen. Und ich erlebte dann auch wirklich, was es heißt, am Studium der Naturwissenschaft kann man den Impuls bekommen für Geisteswissenschaft. Von dieser Zeit an wusste ich erst, was Begeisterung ist und was für eine wirkliche Kraft sie ist.[41]

Helene von Grunelius wollte die Kreuzigung des Christus bewusst und tief miterleiden, «um einen Impuls in mir zu bekommen, für die Erlösung zu kämpfen» – eine Formulierung aus dem Jahre 1923, die sie andeutend gebrauchte, um ihre inneren Wege in der überwindenden Auseinandersetzung mit der materialistischen Naturwissenschaft – und deren Auswirkungen auf die Medizin – zu beschreiben. Nahezu unfreiwillig kam in diesen ungewöhnlichen Aussagen einer gerade sechsundzwanzigjährigen Medizinstudentin im ersten Viertel des 20. Jahrhunderts etwas von dem zum Ausdruck, was mit einer zentralen Zukunftsaufgabe in der Gesamtzivilisation und in der Sphäre der Heilkunst in innerer Verbindung stand. Wie Rudolf Steiner zehn Jahre zuvor in London ausführlich beschrieben hatte, ereignete sich in der Kulminationszeit der naturwissenschaftlich-materialistischen Zivilisation des 19. Jahrhunderts[42] – die als solche ganz entscheidend von Medizinern forciert und verantwortet worden war[42a] – eine *«zweite Kreuzigung»* des Christus in der geistigen Welt – eine Vernichtung des kosmischen Christus-Bewusstseins durch zerstörerische Erdeneinflüsse (*«Immer mehr und mehr nahmen die Menschen, wenn sie durch die Pforte des Todes in die geistige Welt eingingen, das Resultat ihrer materialistischen Ideen auf Erden mit sich, so dass nach dem 16. Jahrhundert immer mehr und mehr Samen vom irdischen Materialismus hinübergetragen wurden.»*[43]). Diese Vorgänge bildeten zugleich die immanenten Voraussetzungen einer zweiten Auferstehung des Christus-Wesens in der Sphäre des menschlichen Erdenbewusstseins. Im Einzelnen – nach eindrucksvollen Darstellungen der damit in Verbindung stehenden Zusammenhänge[44] – sagte Rudolf Steiner hierzu:

> Die Samen von irdischem Materialismus, die seit dem 16. Jahrhundert in die geistige Welt in immer größerem Maße von den durch die Pforte des Todes schreitenden Seelen hinaufgetragen wurden und immer mehr Dunkelheit bewirkten, bildeten die schwarze Sphäre des Materialismus. Diese schwarze Sphäre wurde von Christus im Sinne des manichäischen Prinzips in sein Wesen aufgenommen, um sie umzuwandeln. Sie bewirkte in dem Engelwesen, in dem sich die Christus-Wesenheit seit dem Mysterium von Golgatha offenbarte, den «geistigen Erstickungstod». Dieses Opfer des Christus im 19. Jahrhundert ist vergleichbar dem Opfer auf dem physischen Plan im Mysterium von Golgatha und kann als die zweite Kreuzigung des Christus auf dem Ätherplan bezeichnet werden. Dieser geistige Erstickungstod, der die Aufhebung des Bewusstseins jenes Engelwesens herbeiführte, ist eine Wiederholung des Mysteriums von Golgatha in den Welten, die unmittelbar hinter der unsrigen liegen, damit ein Wiederaufleben des früher verborgenen Christus-Bewusstseins in den Seelen der Menschen auf Erden stattfinden kann. Dieses Wiederaufleben wird zum hellseherischen Schauen der Menschheit im 20. Jahrhundert.[45]

Im selben Vortragszusammenhang – und in zahlreichen späteren Ausführungen – skizzierte Rudolf Steiner, inwiefern dieses zukünftige Schauen des Christus im Ätherischen zugleich als eine *«neue Offenbarung des Michael»*[46] zu betrachten sei und mit dem michaelischen Kampf für die weitere Erdenzivilisation (und die Inspiration einer neuen, spiritualisierten Wissenschaftskultur) in innerer, unlösbarer Verbindung stehe. Michael bereitet dem kommenden Christus den Weg – und dies insofern, als er *«einen Kampf ausficht in der geistigen Welt»*, einen *«Kampf für die Reinheit des geistigen Horizontes»*, der im Dienste der *«reinen Herausbildung des künftig ätherisch erscheinenden Christus»*[47] steht und die Überwindung fortwährend weiter schädigender Einflüsse impliziert, wie sie insbesondere aus der ahrimanischen Wirksphäre in Wissenschaft und Erdenzivilisation auf die menschliche Gesamtkonstitution erfolgen. Rudolf Steiner zufolge haben diese Widersachereinwirkungen noch immer schwere nachtodliche Schädigungen und Verzerrungen in der geistigen Welt zur Folge – und bedürfen zu ihrer Überwindung des Wirkens von Menschen im Dienste Michaels. Helene von Grunelius' innerer Impuls, in medizinischer und gesamtzivilisatorischer Hinsicht «für die Erlösung zu kämpfen» und insofern der Verwirklichung des Guten *«auf den Bahnen des Willens»* mit all ihren Kräften zu dienen[48], wies in dieser Hinsicht die exponierte Signatur ihrer Jugendgeneration vor, deren besondere Spiritualität *«im Anbruch des Michael-Zeitalters»* von Rudolf Steiner wiederholt hervorgehoben worden war.[49]

*

Früh hatte Rudolf Steiner die Mediziner auf die überragende Bedeutung der Wärme beziehungsweise der menschlichen Wärmeorganisation nicht nur für ein Gesamtverständnis des Leibesgefüges (auch in dessen evolutionären Aspekten), sondern auch für ein vertieftes Eindringen in die Beziehungen des Geistig-Seelischen zur belebten Physis aufmerksam gemacht – bis hin zur Willensdimension des intentional gelebten und von Moral durchwirkten Daseins. So hatte es bereits im März 1911 in einem medizinischen Vortragszyklus, der von Rudolf Steiner vor überwiegend ärztlichem Publikum über die Thematik einer *«Okkulten Physiologie»* in Prag gehalten worden war, geheißen:

> Wir haben in [den] Erwärmungsvorgängen des Blutes den unmittelbaren Ausdruck des Ich und damit das oberste Niveau zu sehen, und darunter sich abspielend die anderen Prozesse des menschlichen Organismus. Der Erwärmungsprozess ist [...] das Höchste, in diesen greift unsere Ich-Seelentätigkeit unmittelbar ein. Deshalb fühlen wir auch etwas wie eine Verwandlung unserer Ich-Seelentätigkeit in ein inneres Warmwerden, das bis zum physischen Warmwerden im Blutprozess gehen kann. Wir sehen also, wie das Geistig-Seelische von oben nach unten gehend durch den Erwärmungsprozess eingreift in das Organische, das Physiologische, und wir könnten noch an vielen anderen Tatsachen zeigen, wie das Geistig-Seelische sich in Erwärmungsprozessen berührt mit dem Organischen.[50]

Auch elfeinhalb Jahre später, im Oktober 1922, ging Steiner im Verlauf seines ersten Gespräches mit der Medizinstudentengruppe um Helene von Grunelius – die infolge ihrer Examensarbeiten abwesend war – auf diese spirituell-physiologischen Zusammenhänge ein. Von den Studierenden darauf hingewiesen, dass sie angesichts der materialistisch geprägten Zivilisation eine humanitäre Arbeit für die Gesamtzivilisation beginnen wollten, akzentuierte Rudolf Steiner den spezifisch medizinischen Auftrag der vor ihm stehenden Menschen, warnte vor abstrakt-psychologischer Moralität und forderte vielmehr dazu auf, die grundlegende Dimension der Wärme als Ausgangspunkt ärztlich-therapeutischen Denkens und Handelns erkennend zu durchdringen. Den Gesprächsaufzeichnungen des Medizinstudenten Manfred von Kries zufolge sagte Steiner in dieser Situation:

> Sie müssen die Brücke finden aus dem Medizinisch-Wissenschaftlichen zum Moralischen, zum Liebevollen. Sehen Sie, wenn ich z.B. von dem spreche, was ich die Wärmeorganisation des Menschen nenne, so ist das ja für Sie zunächst eine Abstraktion. Aber Sie müssen eben die Brücke finden, diese Wärmeorganisation so zu erleben, dass Sie aus dem Erleben der Wärmedifferenzierungen der einzelnen Organe herüberfinden zum *Moralisch-Warmen.* Sie werden dazu kommen müssen, das, was man ein «warmes Herz» nennt, so zu erleben, dass Sie dieses warme Herz bis ins Physische hinein fühlen werden. Sie müssen den Weg finden aus dem Wissenschaftlich-Physiologischen zum Geistig-Moralischen und aus dem Geistig-Moralischen zum Physiologisch-Anatomischen.[51]

Der erste Vortragskurs, den Helene von Grunelius von Seiten Rudolf Steiners mit größtem Interesse gehört und der in den ersten zwei Märzwochen des Jahres 1920 in den Räumen der Stuttgarter Waldorfschule stattgefunden hatte, war wiederum auf ein einziges, wenn auch physikalisch ausgreifendes Thema zentriert gewesen: «Die Wärme auf der Grenze positiver und negativer Materialität». Neun Monate darauf hatte sie dann die bereits erwähnten «Brücke»-Vorträge in der Dornacher Schreinerei verfolgt, die in ihrem ganzen Duktus wie ein Präludium der drei Jahre später und im Angesicht der Weihnachtstagung für die jungen Mediziner gegebenen Darstellungen wirkten. Der Mensch als kosmisch-soziales Wesen und der Bezug der moralischen Sphäre zur physischen Weltordnung bildeten die große Thematik der in Dornach seit Ende November 1920 von Rudolf Steiner gehaltenen Vorträge – sieben Tage vor dem Heiligen Abend begann Steiner dann, die bisherigen Ausführungen auf die physiologische Organisation des Menschen zu zentrieren, in einer neu einsetzenden und für die Zuhörer anfänglich überraschenden Dynamik. Erstmals sprach er am 17. Dezember 1920 über die menschlichen Wesensglieder und die elementaren Organisationsstufen des physischen Leibes – die Wärme-, Luft-, Flüssigkeits- und feste Organisation –, in denen sich die geistigen Wesensglieder physisch-ätherisch verwirklichen, dadurch aber auch die seelische Entfaltung des Menschenwesens ermöglichen. Über die Willenstätigkeit und ihren Bezug zur Ich-durchdrungenen Wärmeorganisation hieß es in diesem Zusammenhang:

> Das Ich selber ist, ich möchte sagen, diejenige Geistorganisation, welche von sich aus kraftend das, was wir an Wärme in uns tragen, beherrscht, konfiguriert, nicht nur äußerlich in der Begrenzung konfiguriert, sondern innerlich durchkonfiguriert. Und das Seelische, wir können es nicht verstehen, wenn wir nicht dieses direkte Wirken des Ich auf die

> Wärme ins Auge fassen. Das Ich ist ja zunächst dasjenige im Menschen, welches den Willen in Tätigkeit versetzt, Willensimpulse verleiht. Wie verleiht das Ich Willensimpulse? Wir haben von einem anderen Gesichtspunkt aus davon gesprochen, wie die Willensimpulse zusammenhängen mit dem Tellurischen, im Gegensatze zu den Gedankenimpulsen, den Vorstellungsimpulsen, die mit dem Außertellurischen in Zusammenhang stehen. Aber indem das Ich die Willensimpulse eben doch beisammen hält, wo hat es den Weg, um nun diese Willensimpulse in den Organismus, in die ganze menschliche Wesenheit gewissermaßen hineinzutreiben? Das geschieht, indem der Wille zunächst in den Wärmeorganismus des Menschen wirkt. Indem das Ich einen Willensimpuls hat, wirkt dieser Willensimpuls zunächst auf den menschlichen Wärmeorganismus. [...] Das, was da drinnen wirtschaftet in dieser Wärme, was diese Wärme so macht, dass sie in Strömung ist, dass sie in innerlicher Bewegung ist, dass sie eben ein Organismus ist, das ist das Ich.[52]

Jede Willensaktivität in der menschlichen Organisation vollzieht sich auf den Ich-durchwirkten Wegen der Wärme[53] – moralische Ideale aber, so Rudolf Steiner am 18.12.1920 in Dornach, bewirken darüber hinaus geradezu eine innere *Anregung* und *Belebung* des Wärmeorganismus (*«Das müssen Sie sich nun als einen konkreten Vorgang vorstellen: Begeisterung für ein moralisches Ideal: Belebung des Wärmeorganismus.»*[54]), eine Belebung, die sich auch den übrigen Organisationsstufen des inkarnierten Menschenwesens mitteilt und zu lichtätherischen Veränderungen in der luftförmigen Organisation (*«Indem nun durch ein moralisches Ideal die Wärme belebt wird, wirkt sie, weil ja die Wärme im ganzen Organismus, in allen Organismen wirksam ist, wiederum auf den Luft-*

organismus. Diese Wirkung auf den Luftorganismus ist aber nicht bloß eine erwärmende, sondern wenn die Wärme, welche regsam wird im Wärmeorganismus, auf den menschlichen Luftorganismus wirkt, so teilt sie ihm all dasjenige mit, was ich nicht anders benennen kann als eine Lichtquelle. Gewissermaßen Keime des Leuchtens teilen sich dem Luftorganismus mit, so dass also moralische Ideale, die auf den Wärmeorganismus anregend wirken, im Luftorganismus Lichtquellen auslösen.»[55]), zu tonätherischen Veränderungen *(«Tonquellen»)* in der Flüssigkeitsorganisation und zu lebensätherischen Veränderungen *(«Lebenskeimen»)* in der festen Organisation führen – und eine wesentliche Bedeutung für das nachtodliche Sein des Menschen und die Evolution von Erde und Kosmos haben:

> Wir sehen […], wie tatsächlich unsere ganze Organisation, ausgehend von unserem Wärmeorganismus, durchdrungen wird von den moralischen Idealen. Und wenn wir mit dem Tod herauslösen aus unserer physischen Organisation unseren ätherischen Leib, unseren astralischen Leib, unser Ich, dann sind wir in diesen höheren Gliedern der Menschennatur durchdrungen von Eindrücken, die wir gehabt hatten. Wir waren mit unserem Ich in unserem Wärmeorganismus, indem die moralischen Ideale belebt haben unsere eigene Wärmeorganisation. Wir waren in unserem Luftorganismus, wo Lichtquellen gepflanzt worden sind, die nun nach unserem Tod in den Kosmos mit uns hinausgehen. Wir haben in unserem Flüssigkeitsorganismus den Ton angeregt, der zur Sphärenmusik wird, mit der wir hinaustönen in den Kosmos. Wir bringen Leben hinaus, indem wir durch die Pforte des Todes gehen.

> Sie ahnen an dieser Stelle, was das Leben, das ausgegossen ist in der Welt, eigentlich ist. Wo liegen die Quellen des Lebens? Sie liegen in dem, was die moralischen Ideale anregt, uns sagen zu müssen, dass, wenn wir heute uns durchglüht sein lassen von moralischen Idealen, diese Leben und Ton und Licht hinaustragen und weltenschöpferisch werden. Wir tragen das Weltenschöpferische hinaus, und der Quell des Weltenschöpferischen ist das Moralische.[56]

Rudolf Steiner sagte im Vorfeld der Kurse für die jungen Mediziner zu Helene von Grunelius, sie solle versuchen, mit ihrer *Begeisterung* die anderen zu *entflammen*[57] – in den «Brücke»-Vorträgen der Weihnachtszeit des Jahres 1920 hatte er in der referierten und zitierten Weise gezeigt, in welcher Weise eine solche moralische Begeisterung bis in die menschliche Physiologie und das Werden der Welt – in der Fortführung des kosmogenetischen Evolutionsprozesses (über die Wärme, das Licht, den Ton und das Leben) – wirksam werden kann, damit aber auch bis in jene geistige Sphäre zu wirken vermag, in der das Christus-Wesen – mit Michaels Hilfe – zur neuen Offenbarung (beziehungsweise zur zweiten *Auferstehung*) gelangen wird.

*

Rudolf Steiner führte die jungen Mediziner in den Kursunterweisungen und mantrischen Übungen vom Januar und April 1924 schließlich in diesem Sinne weiter in die Wesenheit der Elemente ein, in die *physischen* und *ätherischen Zustände*, einem zentralen Erkenntnis- und Reifeschritt in den *«alten heiligen Mysterien»*[58]. Alles umschließend, initiierend und tragend aber blieb das Wärmewesen

– blieb jene qualitative Wärme, von der Rudolf Steiner auch in den esoterischen Lehrstunden nach der Weihnachtstagung häufig sprach; jene alldurchdringende Wärme, die des Menschen eigenste Natur und ihm *«innerlich voll verwandt»*[59] ist, in der er lebt und webt wie in keinem anderen Element. Auf den Wegen der Wärme ereigneten sich nicht nur die ersten evolutionären Schritte des späteren Erdorganismus, sondern auch die geistige Vorbildung des künftigen Herzorgans als dem Zentralorgan der Menschwerdung[60], letztlich die stufenweise Ich-Inkarnation des Menschen auf Erden – von der die *Selbstheit erweckenden Wärmekraft*[61] und von dem das menschliche Ich *entflammenden* Feuer[62] sprach Rudolf Steiner in den esoterischen Klassenstunden des Jahres 1924. Immer wieder betonte er dabei den immanenten Bezug dieses Ich-Elementes zur menschlichen Moralität, damit auch zur Schicksalsgestalt des jeweiligen Lebenslaufes in seiner zukunftsbildenden Bedeutung. In den Wärmeprozessen vollzieht sich Rudolf Steiner zufolge nicht nur die rückschauende Biographiedurchdringung des Individuums nach dem Tod, sondern bereits die lebensgeschichtliche Verinnerlichung des erfahrenen und geführten, ja auch bereits des nur intentional gewollten Daseins. Die physisch verwirklichten Handlungen in guter *(«das durch mich existierende Gute»)* wie destruktiver Hinsicht, aber auch die Handlungsintentionen verwandeln sich nach Rudolf Steiner den *feinen Wärmestrukturen* des Herzorganes ein[63] und gehören damit dem sich ununterbrochen vollziehenden Menschwerdeprozess an, der Verwandlung von Zeitlichem in Ewiges und von Ewigem in Zeitliches[63a]. Die durch diese Vorgänge bewirkten Kräfte (auch in den ätherischen Wirkzusammenhängen des Lichtes, des Tones und des Lebens) betreten im nachtodlichen Sein des Menschen die kosmische Weltordnung und damit jenen Bereich hoher, hierarchisch abgestufter Wesenheiten, die in ihrer führenden Macht der Welt- und Menschwerdung handelnd zugrunde liegen – durch fortwährend weitervollzogene Opfertaten beziehungsweise durch das *Feuer der wesenschaffenden Liebe*[64], die den göttlichen Fortbestand des Guten ermöglicht.

Rudolf Steiner führte die jungen Mediziner auf dem spirituell-physiologischen Weg des Wärmewesens in die Sphäre des ätherischen Leibes und seiner differenzierten Qualitäten ein – eines Leibes, der nicht nur die heilenden Lebenskräfte des Menschen vereinigt und im Zentrum jeglicher therapeutischer Bemühung steht[65], sondern in seiner inneren Substanz ein aus Liebeskräften gebildeter, wesenhafter Organismus ist, ein originärer *«Liebeleib»*[66]. In diesen aufnahmebereiten menschlichen Äther- oder Bildekräfteleib strahlte – weiteren Ausführungen Rudolf Steiners zufolge – der Christus-Impuls des Mysteriums von Golgatha ein und führte zu seiner sukzessiven Neubelebung und Durchdringung, die als solche die Voraussetzungen für die weitere Entwicklung der Erde, aber auch für eine künftig veränderte Gesundheitssituation des Menschen bildet.[67] Zugleich ermöglichen die dadurch angeregten, vitalisierenden Veränderungen der menschlichen Lebensleiblichkeit nach Rudolf Steiner die zwei Jahrtausende nach dem Ereignis von Golgatha erfahrbare

Wahrnehmung des Christus im Ätherischen (*«Indem die Ätherleiber wieder belebt werden, schauen sie den Christus.»*[68]), das heißt, werden ihrerseits zum tragenden Organ der Christus-Erfahrung *«in seinem Ätherleib»*[69]. Der moralisch empfindende, verantwortlich handelnde und spirituell übende Mensch vermag im Sinne der «Wärme-Meditation» die vier Ätherarten seines ätherischen Leibes zu aktivieren und sie zum Wahrnehmungsorgan für das Christuswesen auszubilden – «der Ätherleib wird auf diese Weise verselbständigt und kann zum ‹Organ› werden, das verstehend in die ätherische Umwelt schauen kann» (Madeleine van Deventer[70]). Das dem Menschen auf diese Weise im Ätherischen zugängliche Bild des Christuswesens ist nach Rudolf Steiner aus den reinsten und höchsten ätherischen Kräften gewoben, den Elementen des Ton- und Lebensäthers, die – den Basler Vorträgen über das Lukas-Evangelium zufolge – als einzige ätherische Qualitäten in der Zeit der frühen Erdevolution der Einflusssphäre der luziferischen Widersachermacht entzogen blieben und gewissermaßen den unversehrten, geschützten und der Zukunft anvertrauten *«Baum des Lebens»* bildeten und bilden.[71]

In diesem Sinne implizierte die von Rudolf Steiner an Helene von Grunelius übergebene Übung eine meditative Initiation in die Wirkenssphäre der im übergeordneten Wärmeleib vereinigten und in medizinischer Orientierung hochrelevanten ätherischen Qualitäten und Lebensprozesse – bis hin zu jenem *«Weltenleben, das da kreist als Weltenmusik»*, von dem Rudolf Steiner in einer esoterischen Klassenstunde sprach[72] und das in innerer Beziehung zu den Wegen der gegenwärtigen und zukünftigen Christuserfahrung und -wirksamkeit steht. Die «Wärme-Meditation» sollte Helene von Grunelius und ihren strebenden Freunden *«den Weg des Mediziners zum Schauen des ätherischen Christus»* finden lassen, in den durchlichteten Lebenskräften eines geschulten, wahrnehmend-tastenden Denkens; sie war und ist damit auch eine zentrale Hilfestellung für die Entwicklung einer christlichen Medizin, die von wirklicher therapeutischer Moralität beziehungsweise von der opferbereiten Fähigkeit zur physischen Verwirklichung des Guten (und damit zur unbedingten Förderung des individualisierten *Weltenlebens*) durchdrungen ist[73] und differenzierten Umgang mit den heilenden Qualitäten und Kräften der Welt hält. Sie sollte in diesem Sinne ganz offenbar jene therapeutischen Bemühungen fördern und unterstützen, die in der Verantwortung vor dem wirkenden Christuswesen in individueller Anstrengung unternommen werden und ihre Auswirkungen auf das gegenwärtige und zukünftige Sein des Menschen haben – des erkrankten Menschen in seiner bedrohten Welt.

*

Anhang

Originalniederschrift der «Wärme-Meditation»
(Rudolf Steiner)

Abschrift der «Wärme-Meditation»
(Ita Wegman)

Vorbereitung: Wie finde ich das Gute?

1. Kann ich das Gute denken?

Ich kann das Gute nicht denken.

Denken versorgt mein Aetherleib.

Mein Aetherleib wirkt in der Flüssigkeit meines Leibes.

Also in der Flüssigkeit des Leibes finde ich das Gute nicht.

2. Kann ich das Gute fühlen?

Ich kann das Gute zwar fühlen; aber es ist durch mich nicht da, wenn ich es nur fühle.

Fühlen versorgt mein astralischer Leib.

Mein astralischer Leib wirkt in dem Luftförmigen meines Leibes.

Also in dem Luftförmigen des Leibes finde ich das durch mich existierende Gute nicht.

3. Kann ich das Gute wollen?

Ich kann das Gute wollen.

Wollen versorgt mein Ich

Mein Ich wirkt in dem Wärmeaether meines Leibes.

Also in der Wärme kann ich das Gute physisch verwirklichen.

Handschrift Rudolf Steiners
Seite 1

Ich fühle meine Menschheit in meiner Wärme.

1. Ich fühle Licht in meiner Wärme.

[Acht geben, dass diese Lichtempfindung auftritt in der Gegend, wo das physische Herz ist]

2. Ich fühle tönend die Weltschöpfung in meiner Wärme.

[Acht geben, dass die eigentümliche Ton-Empfindung vom Unterleib nach dem Kopfe, aber mit Ausbreitung im ganzen Leibe geht.]

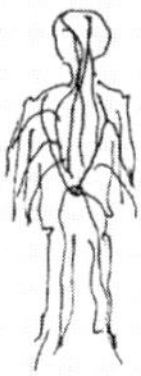

3. Ich fühle in meinem Kopfe sich regend das Weltenleben in meiner Wärme.

[Acht geben, dass die eigentümliche Lebensempfindung vom Kopfe nach dem ganzen Körper sich verbreitet]

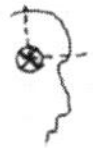

Handschrift Rudolf Steiners
Seite 2

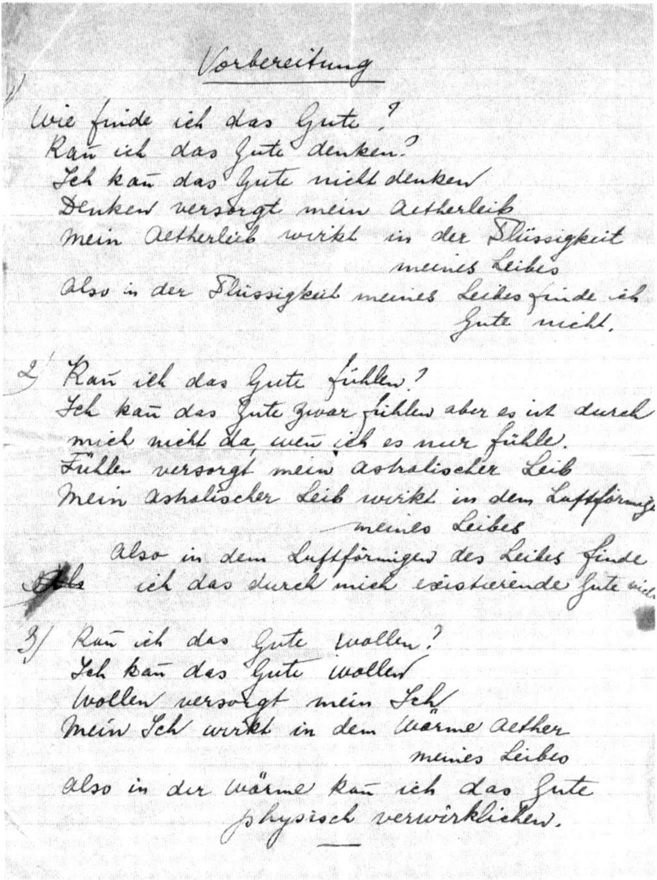

Vorbereitung

1/ Wie finde ich das Gute?
Kann ich das Gute denken?
Ich kann das Gute nicht denken
Denken versorgt mein Aetherleib
Mein Aetherleib wirkt in der Flüssigkeit
meines Leibes
Also in der Flüssigkeit meines Leibes finde ich
Gute nicht.

2/ Kann ich das Gute fühlen?
Ich kann das Gute zwar fühlen aber es ist durch
mich nicht da, wenn ich es nur fühle.
Fühlen versorgt mein astralischer Leib
Mein astralischer Leib wirkt in dem Luftförmigen
meines Leibes
Also in dem Luftförmigen des Leibes finde
ich das durch mich existierende Gute nicht

3/ Kann ich das Gute wollen?
Ich kann das Gute wollen
Wollen versorgt mein Ich
Mein Ich wirkt in dem Wärme Aether
meines Leibes
Also in der Wärme kann ich das Gute
physisch verwirklichen.

Handschrift Ita Wegmans
Seite 1

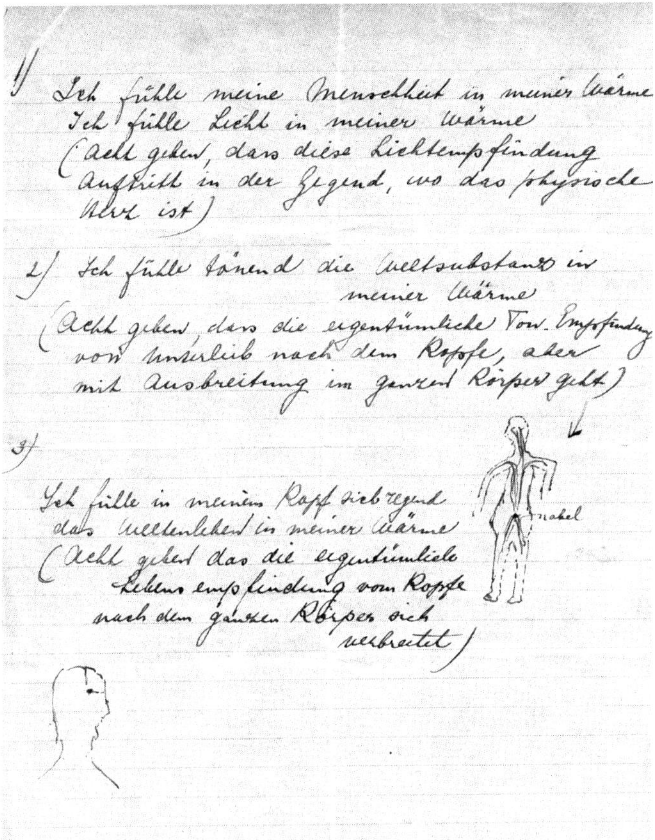

1/ Ich fühle meine Menschheit in meiner Wärme
Ich fühle Licht in meiner Wärme
(Acht geben, dass diese Lichtempfindung
auftritt in der Gegend, wo das physische
Herz ist)

2/ Ich fühle tönend die Weltsubstanz in
meiner Wärme
(Acht geben, dass die eigentümliche Ton-Empfindung
vom Unterleib nach dem Kopfe, aber
mit Ausbreitung im ganzen Körper geht)

3/

Ich fühle in meinem Kopf sich regend
das Weltenleben in meiner Wärme
(Acht geben das die eigentümliche
Lebensempfindung vom Kopfe
nach dem ganzen Körper sich
verbreitet)

Handschrift Ita Wegmans
Seite 2

Anmerkungen

1 Vgl. hierzu Konrad Gaiser: *Platons ungeschriebene Lehre.* Stuttgart [2]1968, S.6 bzw. 452 (Testimonia Platonica, Anhang 7). Aristoteles' Schrift «Über das Gute» gilt als eine jener Nachschriften (Hypomnemata) der platonischen Vorlesungen, die im Besitz der Schule verbleiben sollten, schließlich aber doch eine weitere Verbreitung gewannen.

2 Vgl. hierzu auch Sergej O. Prokofieff: *Die Grundsteinmeditation. Ein Schlüssel zu den neuen christlichen Mysterien.* Dornach 2003, S.38.

3 Zit. n. Rudolf Steiner: *Die Konstitution der Allgemeinen Anthroposophischen Gesellschaft und der Freien Hochschule für Geisteswissenschaft.* GA 260a. Dornach 1987, S.36.

4 Rudolf Steiner: *Mantrische Sprüche. Seelenübungen II.* GA 268. Dornach 1999, S.296f.

5 Madeleine van Deventer: *Die anthroposophisch-medizinische Bewegung in den verschiedenen Etappen ihrer Entwicklung.* Arlesheim [2]1992, S.24.

6 Die beiden Blätter befinden sich im Rudolf Steiner Archiv, Dornach, und tragen die Nummern 3221 und 4470. Die Transkription von Rudolf Steiners Handschrift und eine Faksimile-Wiedergabe der beiden Skizzen wurde 1999 von der Rudolf Steiner Nachlassverwaltung in dem Band *Mantrische Sprüche. Seelenübungen II* erstmals veröffentlicht (S. Anm. 4). Für das Recht zur erstmaligen Faksimile-Wiedergabe der Originalhandschrift Rudolf Steiners im Anhang dieser Schrift danke ich Dr. Walter Kugler.

7 Vgl. Peter Selg (Hg.): *Anthroposophische Ärzte. Lebens- und Arbeitswege im 20. Jahrhundert.* Dornach 2000,

S. 249 ff. (Nachruf von Marianne Fiechter-Bischoff und Gudrune Wolff-Hoffmann), und Bodo von Plato (Hg.): *Anthroposophie im 20. Jahrhundert.* Dornach 2003, S. 146 f. (Nachruf von Joop van Dam). Eine umfassende Würdigung des Lebenswerkes von Madeleine van Deventer sowie eine Neuherausgabe ihrer Aufsätze und Studien durch das Ita Wegman Institut befindet sich in Vorbereitung.

8 Vgl. Anm. 5. Madeleine van Deventers späterer Rückblick auf die Entwicklungsgeschichte der Anthroposophischen Medizin war von der Sorge um den spirituellen Duktus der künftigen Arbeit mitbestimmt. Noch im Oktober 1981 hatte van Deventer die interne Ärztetagung *«Die Spiritualisierung der Heilkunst in der Gegenwart»* am Goetheanum selbst eingeleitet und ihre Schrift ein Jahr später mit den nachdenklichen Sätzen beendet: «Die anthroposophisch-medizinische Bewegung hat eine erstaunlich große Ausdehnung in den letzten Jahrzehnten erfahren. Offensichtlich sind zahlreiche Seelen jetzt inkarniert, die schon aus dem vorgeburtlichen Leben eine große Sehnsucht nach einer neuen Art des Heilens in sich tragen. Finden diese Seelen jetzt in unserer medizinischen Bewegung das, was sie gesucht haben? Wie können wir die neue Heilkunst lebendig halten, die Rudolf Steiner uns gebracht hat und die in dem Wirken Ita Wegmans auf Erden so intensiv gepflegt wurde?» (van Deventer, a. a. O., S. 67).

9 Vgl. Peter Selg: *Helene von Grunelius und Rudolf Steiners Kurse für junge Mediziner. Eine biographische Studie.* Dornach 2003; *Die Briefkorrespondenz der «Jungen Mediziner».* Eine dokumentarische Studie zur Rezeption von Rudolf Steiners «Jungmediziner»-Kursen, Dornach 2005; *«Die Medizin muss Ernst machen mit dem geistigen Leben».* Rudolf Steiners Hochschulkurse für die «Jungen Mediziner». Dornach 2006.

10 «Ich erinnere mich an eine Zusammenkunft in der Schreinerei mit Rudolf Steiner, Ita Wegman und den Assistenzärzten

der Klinik. Außer meinem Bruder und mir waren wohl noch ein oder zwei Studenten anwesend. Das Thema war Rudolf Steiners Anregung, dass wir ein Heft nehmen sollten und auf der linken Seite schreiben, was der Professor sagt, oder auch eine gute Krankengeschichte, um dann auf der rechten Seite die Krankheitssymptome zu transponieren in die Sprache der Wesensglieder. Dazu gab Rudolf Steiner folgendes Beispiel: *‹Der Patient hat Ödeme der rechten Körperhälfte› transponiert in: ‹Schwäche des Ätherleibes in der unteren Körperhälfte.›*» (Madeleine van Deventer, a.a.O., S.22).

11 Ebd., S.24.

12 Der von van Deventer geltend gemachten Fragesituation Grunelius' widerspricht nur scheinbar das in meiner Monographie über Helene von Grunelius (vgl. Anm. 9) auf S.30 faksimiliert wiedergegebene, unmittelbar nach dem Treffen mit Rudolf Steiner am 29.10.1922 in Stuttgart verfasste Gesprächsprotokoll von Manfred von Kries, in dem die sogenannte «doppelte Buchführung» (einer schulmedizinischen und einer geisteswissenschaftlich orientierten Diagnostik) der älteren anthroposophischen Ärzte energisch verworfen wurde. Tatsächlich stammt das abgelichtete Protokoll aus dem Nachlass von Helene von Grunelius, die offenbar unmittelbar nach Erhalt desselben in einer eigenhändigen Randbemerkung festhielt, dass das von von Kries kritisierte Vorgehen einem expliziten Ratschlag Rudolf Steiners entsprach («Rat von Dr. Steiner/transponieren») – und im übrigen versuchte, das von Steiner angebotene Vorgehen in die Tat umzusetzen, wenn auch nicht zu ihrer eigenen Zufriedenheit. Madeleine van Deventer benutzte dieses Protokoll (und die Randbemerkung von Helene von Grunelius beziehungsweise den von Steiner gebrauchten Begriff des «Transponierens») bei der Ausarbeitung ihrer Erinnerungsschrift und zitierte aus ihr großzügig (und ohne jede Quellenangabe).

12a Auch im weiteren Fortgang von van Deventers wertvoller

Schrift finden sich einige Ungenauigkeiten, die einer dokumentarischen Nachprüfung nicht standhalten. So ist beispielsweise bei der Lektüre des Kapitels über die «Junge-Mediziner-Bewegung» zu berücksichtigen, dass die von van Deventer dort so dezidiert und plastisch geschilderte «Ausladung» von Maria Hachez und Erna van Deventer-Wolfram vom Osterkurs (vgl. S. 27 f.) sich erst auf den Pastoral-medizinischen Kurs bezog. Maria Hachez nahm an den Vorträgen im April 1924 nachweislich teil, während Erna van Deventer-Wolfram (wie auch ihr Mann Henk) zu Ostern terminlich verhindert war (Ita Wegman Archiv).

13 Peter Selg: *Helene von Grunelius,* S. 136 (Hervorhebung v. V.).

14 Ita Wegman Archiv, Arlesheim.

15 Publikation in Rudolf Steiner: *Die Erkenntnis-Aufgabe der Jugend.* GA 217 a. Dornach [2]1981, S. 205 ff.

16 Vgl. Rudolf Steiner: *Die Geschichte und die Bedingungen der anthroposophischen Bewegung im Verhältnis zur Anthroposophischen Gesellschaft.* GA 258. Dornach [3]1981.

17 Peter Selg: *Helene von Grunelius*, S. 38 ff.

18 Ebd.

19 Ita Wegman Archiv, Arlesheim.

19 a Peter Selg, a. a. O., S. 50.

20 Vgl. Emanuel Zeylmans van Emmichoven: *Wer war Ita Wegman. Eine Dokumentation.* Band 1. Dornach [2]2000, S. 144 ff.; *«Die Erkraftung des Herzens».* Rudolf Steiners Zusammenarbeit mit Ita Wegman. Arlesheim 2009.

21 Rudolf Steiner: *Meditative Betrachtungen und Anleitungen zu einer Vertiefung der Heilkunst.* GA 316. Dornach [4]2003, S. 135.

21 a Peter Selg: *«Ich bin für Fortschreiten», Ita Wegman und die Medizinische Sektion.* Dornach [2]2004.

22 Vgl. Peter Selg: *«Die Medizin muss Ernst machen mit dem geistigen Leben».* Rudolf Steiners Hochschulkurse für die «Jungen Mediziner». Dornach 2006.

23 Rudolf Steiner: *Meditative Betrachtungen und Anleitungen zu einer Vertiefung der Heilkunst*, S. 224.
24 Ita Wegman Archiv, Arlesheim.
25 Peter Selg: *Helene von Grunelius*, S. 109.
25a Vgl. Peter Selg: *Die Briefkorrespondenz der «Jungen Mediziner»*. Eine dokumentarische Studie zur Rezeption von Rudolf Steiners «Jungmediziner»-Kursen. Dornach 2005.
26 Peter Selg: *Helene von Grunelius*, S. 110.
27 So teilte Margarethe Bockholt Helene von Grunelius beispielsweise am 25. August mit, dass sie im Auftrag von Ita Wegman die «Wärme-Meditation» an Julia Bort geben solle – und schrieb weiter: «Ich will es schon tun, aber vielleicht erzählst Du Bort dann im Sept. doch noch einiges. Es ist schön, dass sie sie bekommt, sie gehört doch dazu.» (Ita Wegman Archiv, Arlesheim).
28 Peter Selg: *Helene von Grunelius*, S. 112.
29 Vgl. Rudolf Steiner: *Das Zusammenwirken von Ärzten und Seelsorgern. Pastoral-Medizinischer Kurs*. GA 318. Dornach [4]1994, S. 165ff.
29a Vgl. jedoch Peter Selg: *Die Briefkorrespondenz der Jungen Mediziner*. Eine dokumentarische Studie zur Rezeption von Rudolf Steiners «Jungmediziner»-Kursen, Dornach 2005; *«Die Medizin muss Ernst machen mit dem geistigen Leben»*. Rudolf Steiners Hochschulkurse für die «jungen Mediziner». Dornach 2006. S. 145ff.
29b Ebd., S. 153 ff.
30 Vgl. Carl Bessenich, Paul Bühler, Otto Eckstein, Curt Englert-Faye, Otto Fränkl, Emil Grosheintz, Ehrenfried Pfeiffer, Hermann Poppelbaum, Paul Eugen Schiller, Günther Schubert, Richard Schubert und Jan Stuten: *Denkschrift über Angelegenheiten der Anthroposophischen Gesellschaft in den Jahren 1925 bis 1935*. Dornach 1935. Wiederabgedruckt in Zeylmans, a. a. O., Band 3, S. 259 ff.
31 Rudolf Steiner: *Das Zusammenwirken von Ärzten und Seelsorgern. Pastoral-Medizinischer Kurs*, S. 124.

32 Ita Wegman Archiv, Arlesheim.

33 Ebd.

34 Vgl. hierzu unter anderem meine Studie *«Das Jahr 1923»* in: Peter Selg: *Gerhard Kienle. Leben und Werk. Band 1. Eine Biographie.* Dornach 2003, S. 25ff., sowie – bezüglich der Dornacher Ereignisse und Vorgänge – die beiden von Hella Wiesberger herausgegebenen Dokumentationsbände *Das Schicksalsjahr 1923 in der Geschichte der Anthroposophischen Gesellschaft* (GA 259) und *Die Konstitution der Allgemeinen Anthroposophischen Gesellschaft und der Freien Hochschule für Geisteswissenschaft. Der Wiederaufbau des Goetheanum* (GA 260a).

35 Auf eine entsprechende Frage von Ilse Knauer («Was muss ich vom Ich aus tun, wenn ich eine Meditation mache?») führte Rudolf Steiner dazu im Osterkurs für die jungen Mediziner aus: *«Nun, nicht wahr, die Meditation besteht aus folgendem: Als moderner Mensch haben Sie jedem Satz gegenüber das Gefühl, Sie müssen ihn verstehen. Das ist eine ausgesprochene Tätigkeit des Ich in der gegenwärtigen Inkarnation. Alles dasjenige, was Sie intellektuell tun, ist eine ausgesprochene Betätigung des Ich. Der Intellekt ist in der gegenwärtigen Inkarnation [vorherrschend] und alles übrige ist vom Ich zugedeckt, wirkt höchstens traumhaft hinauf und ist unbewusst. Dagegen heißt nun meditieren: ausschalten dieses intellektuelle Streben und den Meditationsinhalt zunächst so nehmen, wie er gegeben ist, rein, ich möchte sagen, zunächst dem Wortlaute nach. So dass, wenn Sie intellektuell an den Meditationsinhalt herangehen, Sie, bevor Sie den Meditationsinhalt in sich aufnehmen, Ihr Ich in Bewegung bringen, denn Sie denken nach über den Meditationsinhalt, Sie haben ihn außer sich. Wenn Sie den Meditationsinhalt, einfach wie er gegeben ist, in Ihrem Bewusstsein anwesend sein lassen, gar nicht nachdenken, sondern im Bewusstsein anwesend sein lassen, dann arbeitet in Ihnen nicht Ihr Ich aus der gegenwärtigen Inkarnation, sondern das aus*

der vergangenen. Sie halten stille den Intellekt; Sie versetzen sich einfach in den Wortinhalt, den Sie innerlich, nicht äußerlich hören, als Wortinhalt hören, in das versetzen Sie sich, und indem Sie sich in das versetzen, arbeitet im Meditationsinhalt Ihr innerer Mensch, der nicht derjenige ist der gegenwärtigen Inkarnation. Dadurch aber wird der Meditationsinhalt nicht zu etwas, was Sie verstehen sollen, sondern das real in Ihnen wirkt und so real in Ihnen arbeitet, dass Sie zuletzt gewahr werden, jetzt habe ich etwas erlebt, was ich früher nicht erleben konnte: Nehmen Sie einen einfachen Meditationsinhalt, den ich oftmals gegeben habe: ‹Weisheit lebt im Licht›. Nun, nicht wahr, wenn man darüber nachdenkt, kann man darüber furchtbar viel Gescheites, aber ebensoviel furchtbar Törichtes herausbekommen. Er ist da, um innerlich gehört zu werden: ‹Weisheit lebt im Licht›. Da passt in Ihnen auf, wenn Sie ihn so innerlich hören, dasjenige, was da ist, nicht aus der gegenwärtigen Inkarnation, sondern dasjenige, was Sie sich mitgebracht haben aus früheren Erdenleben. Und das denkt und das empfindet, und es leuchtet auf nach einiger Zeit in Ihnen etwas, was Sie früher nicht gewusst haben, was Sie auch nicht aus Ihrem eigenen Intellekt heraus denken können. Sie sind innerlich viel weiter als Ihr Intellekt. Der enthält nur einen kleinen Ausschnitt dessen, was da ist.» (Rudolf Steiner: *Meditative Betrachtungen und Anleitungen zu einer Vertiefung der Heilkunst*, S. 145 f.)

36 Rudolf Steiner: *Esoterische Unterweisungen für die erste Klasse der Freien Hochschule für Geisteswissenschaft am Goetheanum 1924*. GA 270. Band II. Dornach [2]1999, S. 41.

37 Rudolf Steiner: *Meditative Betrachtungen und Anleitungen zu einer Vertiefung der Heilkunst*, S. 159.

38 Rudolf Steiner: *Die Brücke zwischen der Weltgeistigkeit und dem Physischen des Menschen*. GA 202, Dornach [4]1993, S. 189.

39 Rudolf Steiner: *Meditative Betrachtungen und Anleitungen zu einer Vertiefung der Heilkunst*, S. 192.

40 In seinem «Pädagogischen Jugendkurs» sagte Rudolf Steiner im Hinblick auf die christologisch orientierte Erkenntnissehnsucht der vor ihm sitzenden Jugendgeneration im Oktober 1922 (und damit in der Zeit der ersten Zusammenkünfte der anthroposophischen Medizinstudenten, die fünfzehn Monate später zum Januarkurs 1924 in Dornach führen sollten): *«Wenn man das, was sich chaotisch in den Tiefen der Seelen abspielt, in klare Worte fasst, so ist es so: Im Innern der Seelen ist ein Streben, das Mysterium von Golgatha wieder zu verstehen. Es wird ein neues Christus-Erlebnis gesucht. Wir stehen notwendigerweise vor dem neuen Erleben des Christus-Ereignisses. In seiner ersten Gestalt ist es noch erlebt worden mit den Resten der alten Seelenerbschaften, und da diese seit dem fünfzehnten Jahrhundert verbraucht sind, pflanzte es sich durch Tradition fort. Erst im letzten Drittel des neunzehnten Jahrhunderts war die Verfinsterung vollständig. Keine alten Erbschaften waren mehr da. Es muss aus der menschlichen Seelenverfinsterung heraus wieder ein Licht gesucht werden. Es muss schon die geistige Welt neu erlebt werden. – Das ist schon das bedeutsame Erlebnis, das den tieferen Naturen der gegenwärtigen Jugendbewegung in der Seele steckt. Es ist durchaus nicht in einem oberflächlichen, sondern in einem tieferen Sinne klar, dass zum ersten Male in der weltgeschichtlichen Entwickelung der Menschheit jetzt etwas erlebt werden muss, was ganz und gar aus den Menschen selber heraus kommt.»* (Rudolf Steiner: *Geistige Wirkenskräfte im Zusammenleben von alter und junger Generation. Pädagogischer Jugendkurs.* GA 217. Dornach ^{6}1988, S. 38 f.).

41 Peter Selg: *Helene von Grunelius*, S. 15.

42 Zu den spirituellen Aspekten dieser – ahrimanisch bestimmten – Kulmination (um 1843/44) vgl. insbesondere Rudolf Steiners Ausführungen innerhalb des Apokalypse-Kurses vor den Priestern der Christengemeinschaft (*Apokalypse und Priesterwirken*. GA 346. Dornach 1995, S. 183f.) sowie

meine symptomatologisch-biographische Studie über *Johannes Müller im 19. Jahrhundert – Schicksal von Leben und Werk.* In: Peter Selg: *Michael und Christus. Studien zur Anthroposophie Rudolf Steiners.* Arlesheim 2010, S. 265–303.

42a Vgl. Peter Selg: «Die geistige Dimension des Menschen? Zur Entwicklung der medizinischen Anthropologie im 20. Jahrhundert». In: Peter Heusser/Peter Selg: *Das Leib-Seele-Problem.* Arlesheim 2011.

43 Rudolf Steiner: *Vorstufen zum Mysterium von Golgatha.* GA 152. Dornach [3]1990, S. 45.

44 Vgl. zu den diesbezüglichen Aussagen Rudolf Steiners auch die großen Übersichtsstudien von Sergej O. Prokofieff: *Die Mysterien des ätherischen Christus in der Gegenwart.* In: *Der Jahreskreislauf als Einweihungsweg zum Erleben der Christus-Wesenheit.* Stuttgart [2]1986, S. 319ff. (Kapitel XII); *Die Erscheinung des Christus im Ätherischen und das Wesen des Grundsteins der Weihnachtstagung 1923/1924.* In: Thomas Stöckli (Hg.): *Wege zur Christus-Erfahrung.* Dornach 1991, S. 324ff.; *Das Erscheinen des Christus im Ätherischen,* Dornach 2010.

45 Rudolf Steiner: *Vorstufen zum Mysterium von Golgatha,* S. 46.

46 Ebd., S. 48.

47 Rudolf Steiner: *Mitteleuropa zwischen Ost und West.* GA 174a. Dornach [2]1982, S. 40.

48 *«Es ist Michaels Aufgabe, den Menschen auf den Bahnen des Willens dahin wieder zu führen, woher er gekommen ist, da er auf den Bahnen des Denkens von dem Erleben des Übersinnlichen zu dem des Sinnlichen mit seinem Erdenbewusstsein heruntergestiegen ist.»* (Rudolf Steiner: *Anthroposophische Leitsätze.* GA 26, S. 81). Vgl. bezüglich der weiterführenden michaelisch-christologischen Dimension des ersten Teiles der «Wärme-Meditation» («Vorbereitung») insbesondere auch Steiners weitere Leitsatzdarstellungen (in GA

26, S. 114 ff.) über die «*Liebe zur Handlung*» beziehungsweise über die Weltverbundenheit des spiritualisierten Willens («*Wenn der Mensch die Freiheit sucht, ohne Anwandlung zum Egoismus, wenn ihm Freiheit wird reine Liebe zur auszuführenden Handlung, dann hat er die Möglichkeit, sich Michael zu nahen [...]. Der Mensch wird immer mehr Mensch, indem er Ausdruck der Welt wird; er findet sich, indem er sich nicht sucht, sondern in Liebe sich wollend der Welt verbindet.*» Ebd., S. 117).

49 Vgl. hierzu die Vorträge und Ansprachen in Rudolf Steiner: *Geistige Wirkenskräfte im Zusammenleben von alter und junger Generation. Pädagogischer Jugendkurs.* GA 217, und *Die Erkenntnis-Aufgabe der Jugend.* GA 217a, meine symptomatologische Studie über die Ermöglichungsjahre der Anthroposophischen Heilpädagogik beziehungsweise die biographisch-konstellierenden Kräfte in den jugendlichen Viten ihrer Ausgangspersönlichkeiten: *Der Engel über dem Lauenstein. Siegfried Pickerts Weg zu Rudolf Steiner und Ita Wegman.* In: *Der Engel über dem Lauenstein. Siegfried Pickert, Ita Wegman und die Heilpädagogik.* Dornach 2004, sowie die entsprechenden Aspekte in den großen biographischen Arbeiten von Hermann Girke und Hans Müller-Wiedemann über Franz Löffler beziehungsweise Karl König (*Franz Löffler. Ein Leben für Anthroposophie und heilende Erziehung im Zeitenschicksal.* Dornach 1995 / *Karl König. Eine mitteleuropäische Biographie im 20. Jahrhundert.* Stuttgart 1992).

50 Rudolf Steiner: *Eine okkulte Physiologie.* GA 128. Dornach [5]1991, S. 176.

51 Peter Selg: *Helene von Grunelius*, S. 31 f.

52 Rudolf Steiner: *Die Brücke zwischen der Weltgeistigkeit und dem Physischen des Menschen*, S. 170 f.

53 Vgl. hierzu: Peter Selg: *Vom Logos menschlicher Physis. Die Entfaltung einer anthroposophischen Humanphysiologie im Werk Rudolf Steiners.* Dornach [2]2000, S. 481 ff.

54 Rudolf Steiner: *Die Brücke zwischen der Weltgeistigkeit und dem Physischen des Menschen*, S. 187.

55 Ebd.

56 Ebd., S. 189.

57 Peter Selg: *Helene von Grunelius*, S. 50.

58 Rudolf Steiner: *Esoterische Unterweisungen für die erste Klasse der Freien Hochschule für Geisteswissenschaft am Goetheanum 1924.* GA 270. Band II. S. 121.

59 Ebd., Band I, S. 105.

60 Vgl. hierzu Steiners kosmogenetische Ausführungen über den *«alten Saturn»* in der *Geheimwissenschaft im Umriss* (GA 13) sowie u.a. die Darstellungen des Düsseldorfer Zyklus *Die geistigen Hierarchien und ihre Widerspiegelung in der physischen Welt*, in denen es hierzu hieß: *«Auf diesem alten Saturn ist die erste Anlage des physischen Menschenleibes gebildet worden. Er wird in seiner allerersten Anlage eigentlich aus Wärme geformt, aber es werden in diesem Wärmekörper schon alle späteren Organe sozusagen im Keime veranlagt. An dem Punkt, wo die erstangeregte [Wärme-] Bewegung wiederum zur Ruhe kommt, ist die Anlage entstanden zu jenem Organ im menschlichen Leibe, das dann später, wenn es seine Bewegungen einstellt, auch das ganze Getriebe des physischen Leibes in Ruhe versetzt – das ist das Herz. Hier von der ersten Anregung der Bewegung geht die Anlage des Herzens aus, aber es entsteht nur dadurch in seiner ersten Anlage, dass auch wiederum an diesem Punkt die Bewegung zur Ruhe gebracht wird. Dadurch wird das Herz jenes Organ, durch das der ganze physische Leib in seinen Funktionen zur Ruhe gebracht wird, wenn es aufhört zu schlagen.»* (GA 110. Dornach [5]1972, S. 130). Zur Gesamtdimension dieser Thematik vgl. a. Peter Selg: *Mysterium cordis.* Dornach 2003, S. 110ff.

61 Rudolf Steiner: *Esoterische Unterweisungen für die erste Klasse der Freien Hochschule für Geisteswissenschaft am Goetheanum 1924.* GA 270. Band II. S. 85.

62 Ebd., S. 93.

63 Rudolf Steiner: *Menschenwerden, Weltenseele und Weltengeist*. Erster Teil. GA 205. Dornach [2]1987, S. 111.

63a Vgl. Peter Selg: *Mysterium cordis*, S. 126 ff.

64 Rudolf Steiner: *Vorträge und Kurse über christlich-religiöses Wirken II*. GA 343. Dornach 1993, S. 427.

65 Vgl. hierzu: Peter Selg: *Krankheit, Heilung und Schicksal des Menschen. Über Rudolf Steiners geisteswissenschaftliches Pathologie- und Therapieverständnis*. Dornach 2004, S. 109 ff.

66 Rudolf Steiner: *Das esoterische Christentum und die geistige Führung der Menschheit*. GA 130. Dornach [4]1995, S. 174. Vgl. hierzu auch die weiteren Ausführungen Rudolf Steiners in dem zitierten christologischen Nürnberger Vortrag vom 2.12.1911.

67 Vgl. hierzu insbesondere die weitreichenden Ausführungen der Kasseler Vorträge vom 5. und 6. Juli 1909 (Rudolf Steiner: *Das Johannes-Evangelium im Verhältnis zu den drei anderen Evangelien, besonders zu dem Lukas-Evangelium*. GA 112), in denen Rudolf Steiner das sukzessiv mögliche «Einleben» des Christus-Impulses in den menschlichen Ätherleib seit dem Mysterium von Golgatha beschrieb, die Voraussetzungen der damit skizzierten Entwicklungen (im Sinne einer notwendigen Christus-Beziehung respektive Christus-Erkenntnis), aber auch ihre konstitutionellen Folgen für die menschliche Gesamtorganisation (in Richtung einer Überwindung der luziferisch ahrimanischen Krankheitsdisposition des physischen Leibes) kenntlich machte.

68 Rudolf Steiner: *Die okkulte Bewegung im neunzehnten Jahrhundert und ihre Beziehung zur Weltkultur*. GA 254. Dornach [4]1986, S. 109.

69 Rudolf Steiner: *Der Christus-Impuls und die Entwickelung des Ich-Bewusstseins*. GA 116. Dornach [4]1982, S. 93. Vgl. in diesem Zusammenhang auch Rudolf Steiners Basler Ausführungen vom 1.10.1911, denen zufolge die Vereinigung der

ätherischen Blutströme des Menschen (vom Herzen zum Haupt) mit der ätherisierten irdisch-kosmischen Blutströmung des Christus Jesus die Voraussetzung für die Christus-Wahrnehmung im Ätherischen bildet (in: Rudolf Steiner: *Das esoterische Christentum und die geistige Führung der Welt.* GA 130).

70 «Wie kann [...] der Mensch sich heute vorbereiten zum Schauen des Christus? Neben anderen Übungen gibt Rudolf Steiner den Hinweis, dass man lernen soll, die Idee des Guten als magischen Impuls zu empfinden, eine Aufgabe, die in den nächsten 3000 Jahren zu realisieren sein wird. Wie kann ein moralischer Impuls zum Wahrnehmungsorgan werden? Wenn eine moralische Idee stark genug in der Seele lebt, entwickelt sich nicht nur seelische Wärme, sondern es wird auch physisch-ätherische Wärme angeregt. Daraus entstehen neue Lichtquellen, Tonquellen und Lebenskeime. Wärme, Licht, Ton, Leben: die vier Ätherarten unseres ätherischen Leibes werden aktiviert. Der Ätherleib wird auf diese Weise verselbständigt und kann zum ‹Organ› werden, das verstehend in die ätherische Umwelt schauen lernt.» (Madeleine van Deventer: *«Die Wirklichkeit, in der wir leben».* In: Das Goetheanum, Nachrichtenblatt. Nr. 48, 26. 11. 1972, S. 201.)

71 Rudolf Steiner: *Das Lukas-Evangelium.* GA 114. Dornach [5]1985, S. 148.

72 Rudolf Steiner: *Esoterische Unterweisungen für die erste Klasse der Freien Hochschule für Geisteswissenschaft am Goetheanum 1924.* GA 270. Band I, S. 138.

73 *«Wo ist das, was dasjenige, was in unserer moralischen Idee lebt, real wirksam macht? Das ist der Christus – das ist der Christus!»* (Rudolf Steiner: *Bausteine zu einer Erkenntnis des Mysteriums von Golgatha.* GA 175. Dornach [2]1982, S. 225). Vgl. in diesem Zusammenhang auch Rudolf Steiners Münchner Ausführungen vom 18. 11. 1911, denen zufolge die Wahrnehmung des ätherischen Christus mit der Gewin-

nung der *«höchstmöglichen moralischen Impulse»* für den Menschen verbunden ist (Rudolf Steiner: *Das esoterische Christentum und die geistige Führung der Welt*. GA 130. Dornach [4]1995, S. 149).

MONOGRAPHIEN ZUR ANTHROPOSOPHISCHEN ENTWICKLUNGSPÄDAGOGIK

PETER SELG

Helene von Grunelius und Rudolf Steiners Kurse für junge Mediziner

Eine biographische Studie

192 Seiten, Broschur

ISBN 978-3-7235-1174-9

Verlag am Goetheanum

Die Briefkorrespondenz der «Jungen Mediziner»

Eine dokumentarische Studie zur Rezeption von Rudolf Steiners «Jungmediziner»-Kurs

200 Seiten, Broschur

ISBN 978-3-7235-1239-5

Verlag am Goetheanum

Die Medizin muss Ernst machen mit dem geistigen Leben

Rudolf Steiners Hochschulkurse für die «Jungen Mediziner»

176 Seiten, Broschur

ISBN 978-3-7235-1280-7

Verlag am Goetheanum

MONOGRAPHIEN ZUR ANTHROPOSOPHISCHEN ENTWICKLUNGSPÄDAGOGIK

PETER SELG

«Eine grandiose Metamorphose»

Zur geisteswissenschaftlichen Anthropologie und Pädagogik des Jugendalters

144 Seiten, Broschur

ISBN 978-3-7235-1433-7

Verlag am Goetheanum

Der therapeutische Blick

Rudolf Steiner sieht Kinder

112 Seiten, Broschur

ISBN 978-3-7235-1434-4

Verlag am Goetheanum

Willfried Immanuel Kunert

Zur Lebens- und Therapiegeschichte eines Kindes aus dem «Heilpädagogischen Kurs»

96 Seiten, Broschur

ISBN 978-3-7235-1276-0

Verlag am Goetheanum

«Ich bin anders als Du»

Von Selbst- und Welterleben des Kindes in der Mitte der Kindheit

136 Seiten, Broschur

ISBN 978-3-905919-32-5

Verlag des Ita Wegman Instituts

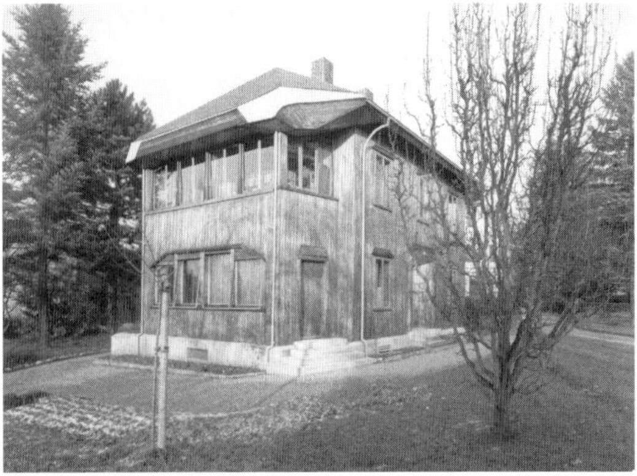

Ita Wegman Institut für anthroposophische Grundlagenforschung

Im Ita Wegman Institut für anthroposophische Grundlagenforschung wird die von Dr. phil. Rudolf Steiner (1861–1925) in Schrift- und Vortragsform entwickelte anthroposophische Geisteswissenschaft ideengeschichtlich aufgearbeitet, unter werkbiographischer Akzentuierung und im Kontext der Wissenschafts- und Sozialgeschichte des 19. und 20. Jahrhunderts.

Das Institut unterhält mehrere, öffentlich zugängliche Arbeitsarchive, die auf den Nachlässen von wegweisenden Mitarbeitern Rudolf Steiners beruhen, insbesondere im Bereich der Medizin, Heilpädagogik und Pädagogik (Ita Wegman Archiv, Hilma Walter Archiv, Willem Zeylmans van Emmichoven Archiv, Karl König Archiv und Karl Schubert Archiv).

Die Arbeiten des Ita Wegman Instituts werden von verschiedenen Stiftungen – in erster Linie der Software AG-Stiftung (Darmstadt) – sowie einem internationalen Freundes- und Förderkreis unterstützt.

Pfeffingerweg 1A · CH–4144 Arlesheim · Schweiz

Leitung: Prof. Dr. P. Selg

www.wegmaninstitut.ch · E-mail: sekretariat@wegmaninstitut.ch